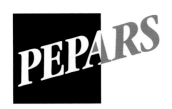

【ペパーズ】
編集企画にあたって…

　日本における慢性創傷としては，近年は褥瘡よりも末梢循環障害によるPAD（peripheral arterial disease）や重症下肢虚血（CLI；critical limb ischemia）による下肢潰瘍，そして糖尿病の増加による糖尿病性足潰瘍が増加しています．形成外科医はこれらの疾患に対して，創傷治癒の専門家として循環器内科，心臓血管外科，腎臓内科などと共同で治療を行っています．しかし，より重症化した場合には切断術を選択せねばならないことも多くあります．

　下肢における切断術は古くから行われていますが，慢性創傷に対する手技は外傷に対するものとは異なる要素もあるため，今回は慢性創傷に対する切断術にテーマを絞りました．はじめに，慢性創傷に対する下肢切断をより深く理解する目的で，下肢切断に至る疾患の病態や検査方法を含めた適応および切断レベルの決定，さらに切断を行わない可能性を探る代替療法について，形成外科医が切断術を決定するまでに知るべきこととして大変重要です．ここでは，下肢慢性創傷の第一人者の先生方に執筆いただきました．

　手術に際しては，minor amputation から major amputation までの各切断術における手術手技を熟知した上で実践することが重要です．そのため，手術手技の各論では正常解剖から運動機能を考慮した各種の下肢切断術の詳細について，術中解剖および注意点から術後合併症までを網羅するように努め，臨床現場で多くの症例を有する専門家の先生方に執筆を依頼しました．

　一方，下肢切断術を受ける患者さんにとっては，単に手術を受けるのみではなく，その後の歩行の維持という重要な問題が生じてきます．そのため，術後の歩行を確保するためのリハビリテーションや装具についても各界の専門家に執筆を依頼しました．本書を参考に，慢性創傷による下肢潰瘍・壊死の患者さんに最適な医療を提供できる一助としていただき，下肢切断の必要な患者さんのQOLの向上につながれば幸いです．

2025年1月

黒川正人

KEY WORDS INDEX

和文

— あ 行 —
足潰瘍　19
LDL アフェレーシス　11

— か 行 —
改良ピロゴフ切断　42
下肢切断　1,42,69,79
下腿切断　57
関節可動域　79
緩和医療　11
緩和的大切断　57
義肢装具　89
義足　79
義足歩行　57
局所陰圧閉鎖療法　69
筋力　79
健康保険　89
検査　1
高気圧酸素療法　11
神戸分類　27

— さ 行 —
再発予防　89
サイム切断　42
重症下肢虚血　19,42
小切断　19
ショパール関節離断　34
切断　89
切断レベル　1
足趾潰瘍　27
足趾切断　19
足趾変形　27

— た 行 —
大切断　57
大腿切断　57
代替療法　11
多血小板血漿治療　11
中足骨横断的切断術　19
デブリードマン　69

糖尿病性足潰瘍　1
糖尿病性足病変　42

— は 行 —
包括的高度慢性下肢虚血
　　　　　　1,11,34,42

— ま 行 —
末梢神経障害　27
免荷　89

— や 行 —
遊離皮弁　34

— ら 行 —
リスフラン関節離断　34
リハビリテーション　79

欧文

— A・B —
above knee amputation　57
alternative therapy　11
amputation　89
amputation level　1
below knee amputation　57

— C・D —
Chopart amputation　34
chronic limb (-) threatening
　ischemia；CLTI　1,11,34
comprehensive limb threatening
　ischemia　42
critical limb ischemia　19,42
debridement　69
diabetic foot　42
diabetic foot ulcer　1

— E・F —
examination　1
foot deformity　27
foot ulcer　19,27

free flap transfer　34

— H・K —
Health insurance　89
hyperbaric oxygen therapy；
　HBOT　11
Kobe classification　27

— L・M —
LDL apheresis　11
limb amputation　1,42
Lisfranc amputation　34
lower limb amputation　69,79
major amputation　57
minor amputation　19
modified Pirogoff amputation　42
muscle strength　79

— N・O —
negative pressure wound
　therapy；NPWT　69
off-loading　89

— P・R —
palliative major amputation　57
palliative medicine　11
peripheral neuropathy　27
platelet rich plasma；PRP　11
prevention of recurrence　89
prosthetic gait　57
prosthetics　79
prosthetics and orthotics　89
range of motion；ROM　79
rehabilitation　79

— S・T —
skin sparing debridement　69
Syme amputation　42
toe amputation　19
transmetatarsal amputation；
　TMA　19

WRITERS FILE

ライターズファイル（五十音順）

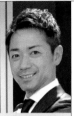

綾部 忍
（あやべ しのぶ）

1997年	大阪市立大学卒業 同大学形成外科入局
2001年	埼玉医科大学総合医療センター高度救命救急センター，助手
2001年	天理よろづ相談所病院形成外科，医員
2003年	城東中央病院形成外科，医員
2005年	八尾徳洲会総合病院形成外科，部長
2009年	同，創傷ケアセンター長
2021年	あやべ形成外科訪問クリニック，院長（兼任）
2024年	学位取得，医学博士（大阪公立大学）

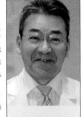

大野 義幸
（おおの よしゆき）

1985年	三重大学卒業 岐阜大学医学部附属病院整形外科入局
1987年	総合大雄会病院整形外科
1989年	公立小浜病院整形外科
1992年	岐阜大学整形外科，医員
1996年	岐阜赤十字病院形成外科（リハビリテーション科部長）
2000年4月	土屋総合病院手の外科研究所
2000年7月	岐阜大学整形外科，助手
2008年	同，講師 （2008年4月～2011年3月 愛知医科大学形成外科，研究生）
2011年	岐阜大学形成外科，臨床教授
2012年	岐阜市民病院形成外科，科長

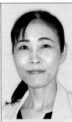

辻 依子
（つじ よりこ）

1998年	神戸大学卒業 同大学医学部附属病院形成外科入局
1999年	大阪府立母子保健総合医療センター形成外科
2000年	神戸大学医学部附属病院形成外科，医員
2001年	北野病院形成外科
2002年	神戸大学医学部附属病院形成外科，医員
2006年	新須磨病院形成外科
2021年	神戸大学大学院医学研究科形成外科学分野足病医学部門，特命教授

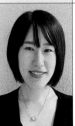

植村 弥希子
（うえむら みきこ）

2011年	神戸大学医学部保健学科理学療法学専攻卒業
2012年	吉田病院附属脳血管研究所，理学療法士
2013年	神戸大学保健学研究科地域保健学領域博士前期課程修了
2016年	同大学保健学研究科病態解析学領域博士後期課程修了
2016年	神戸学院大学総合リハビリテーション研究科，研究員
2020年	関西福祉科学大学保健医療学部リハビリテーション学科，助教
2023年	同，講師

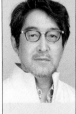

黒川 正人
（くろかわ まさと）

1984年	大阪医科大学卒業 京都大学形成外科入局
1985年	小倉記念病院形成外科
1987年	倉敷中央病院形成外科
1988年	浜松労災病院形成外科，医長
1992年	京都大学医学部形成外科教室，助手，病棟医長
1992年	Taiwan, Chang Gung Memorial Hospital 留学
1994年	長浜赤十字病院形成外科，部長
2008年	宝塚市立病院形成外科，部長
2014年	熊本赤十字病院形成外科，部長

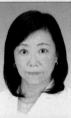

藤井 美樹
（ふじい みき）

2000年	金沢大学卒業 神戸大学形成外科入局
2001年	大阪済生会中津病院形成外科
2002年	大阪府立総合医療センター形成外科
2004年	神戸大学形成外科
2007年	北播磨総合医療センター形成外科（旧市立小野市民病院），医長 （現職のまま 2013年4～6月 米国アリゾナ大学 足科留学）
2016年	北播磨総合医療センター形成外科，主任医長
2017年	同センター，重症虚血肢センター長（兼任）
2021年	順天堂大学医学部形成外科学講座・大学院医学研究科再生医学，准教授
2024年	東京医科大学形成外科学分野，准教授

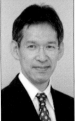

大浦 紀彦
（おおうら のりひこ）

1990年	日本大学卒業 東京大学麻酔科入局
1993年	同大学形成外科入局
2003年	同大学院修了 埼玉医科大学形成外科，講師
2005年	杏林大学救急医学，講師／熱傷センター，副センター長
2008年	同大学形成外科，講師
2011年	同，准教授
2013年	同大学保健学部看護学科病態学／同大学形成外科兼担教授
2016年	同大学形成外科，教授

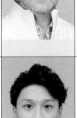

田沼 貴大
（たぬま たかひろ）

2019年	高知大学卒業
2021年	埼玉石心会病院初期研修修了 埼玉医科大学病院形成外科・美容外科，助教

松本 健吾
（まつもと けんご）

2001年	自治医科大学卒業 愛媛県立中央病院
2003年	松野町中央診療所
2006年	一本松病院附属内海診療所
2009年	愛媛大学附属病院皮膚科形成外科
2010年	Evance adult education school（米国）
2011年	大分岡病院創傷ケアセンター形成外科
2015年	医療機器研究開発事業レスキュー設立
2016年	旭川医科大学，客員助教
2016年	福岡大学博多駅クリニック
2018年	木村情報技術株式会社，顧問
2019年	日本フットケア・足病医学会，評議員

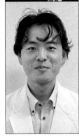

大谷 啓太
（おおたに けいた）

2019年	広島国際大学総合リハビリテーション学部リハビリテーション支援学科義肢装具学専攻卒業
2020年	日本フットケアサービス株式会社入社

前付 3

CONTENTS 下肢切断を知る

編集／熊本赤十字病院 部長　黒川　正人

Ⅰ．はじめに

四肢切断前に行う各種評価方法と切断部位 ……………………………… 辻　依子ほか　1
　糖尿病足潰瘍やCLTIにおける切断レベルは患者の生命予後，下肢予後に影響する．切断レベルの決定には，創部の状態，感染や下肢虚血の程度，患者背景など，様々な要因を考慮し判断する必要がある．

緩和医療と下肢を温存するための代替療法 ……………………………… 大浦　紀彦ほか　11
　CLTI治療においてはすべて創傷治癒が得られるわけではない．創傷治癒遅延がある場合，全身状態が悪化した場合などの状況下で外科的治療以外の方法を考慮することが治療の一助になる．

Ⅱ．切断術の実際

足趾・中足骨部切断の方法 ……………………………………………… 黒川　正人　19
　この稿では，足趾から中足骨レベルまでの前足部切断手術における様々な方法について説明する．また，手術手技のコツについても述べる．

足趾・中足骨部切断のその後 …………………………………………… 藤井　美樹　27
- 足趾切断術は足のバイオメカニクスを変え隣接する足趾に潰瘍を発生させる原因となる．
- 創傷治癒だけでなくADLと歩行状態に鑑みた足の形にする手術を計画する必要がある．
- 術後は再発予防のためのフットウェアの装着が必須である．

リスフラン関節離断・ショパール関節離断 ……………………………… 田沼　貴大ほか　34
　リスフラン関節離断・ショパール関節離断で閉鎖する前に十分な感染コントロール行い，必要に応じて血行再建を行う．第1，5中足骨基部は可能な限り温存する．術後の装具療法も重要である．

踵部での切断―Pirogoff切断変法（Langeveld法）およびSyme切断― ………… 大野　義幸ほか　42
　踵部での切断（Pirogoff切断変法およびSyme切断）では，踵部の皮弁の血流を維持するために特に後脛骨動静脈および脛骨神経からなる神経血管束の温存が重要であり，脛骨，距骨，踵骨の内側面の剥離は骨膜下に行う手技を徹底する必要がある．

◆編集顧問／栗原邦弘　百束比古　光嶋　勲
◆編集主幹／上田晃一　大慈弥裕之　小川　令

【ぺパーズ】
PEPARS No.218/2025.2◆目次

下腿・大腿切断 ··松本　健吾　57
　切断手術後に義足歩行を望むのであれば，これに適した術式を選択する必要がある．特に断端末荷重タイプまたは非荷重タイプのどちらの義足を選択するかによって術式は異なる点に留意する．
　大切断手術時には切断部位の血流チェックがおろそかになりがちであるが，CLTIでは大切断の断端が虚血壊死に陥ることは稀ではない．切断部位の血管径が太いからとチェックを怠ることなく，必ず切断高位での血流を計測し，血流が不足していれば術前に血行再建を行ってから切断手術に臨む．
　大切断術後の生命予後は進行期の大腸癌と同程度であることが知られている．一方で後者では検討される緩和ケアが前者ではほとんど省みられない．これ以上血行再建できるところがないから，または創治癒させる方法がないからと患者から手を離してはならない．終末期の苦痛を適切に取り除くことは，創治癒させる以上に患者にとって意義のある医療介入である．

Ⅲ．切断後の治療

切断端の再建 ··綾部　忍ほか　69
　下肢断端の再建においては歩行機能を考慮した方法を選択することが重要である．

切断後のリハビリテーション ··植村弥希子ほか　79
　関節拘縮の予防や筋力強化，疼痛管理，義足の時期に応じた活用が，切断後のリハビリテーション成功の鍵となる．

切断後の装具治療 ··大谷　啓太ほか　89
　足部の小切断の中でも，切断部位によって義肢装具は異なるため，どのような考えのもと義肢装具士が装具の作製・患者様への提供を行っているのかを解説する．

ライターズファイル···前付 3
Key words index ··前付 2
PEPARS　バックナンバー一覧··97
掲載広告一覧···98
PEPARS　次号予告··98

「PEPARS®」とは Perspective Essential Plastic Aesthetic Reconstructive Surgery の頭文字より構成される造語．

前付 5

こどもの足を 知る・診る・守る！

編集 田中 康仁
奈良県立医科大学整形外科 教授

高山 かおる
埼玉県済生会川口総合病院皮膚科 主任部長

2024年12月発行
200頁
定価5,720円
（本体5,200円＋税）

詳細はこちら！

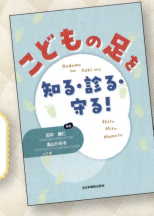

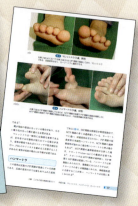

こどもの足部障害の診断・治療のみならず、将来を見据えた予防の観点から、靴がこどもの足に及ぼす影響や正しい靴の履き方、有効な運動指導など、多角的な視点で網羅しました！

整形外科医、皮膚科医、学校医、小児科医、内科医、教育関係者などの方々に、役立つ1冊！

CONTENTS

I章 まず、こどもの足の成長を知ろう！
- こどもの足の成長
- 成長に伴うこどもの足のアーチ形成
- こどものロコモ

【Column】
- こどもの足は未完成 こども靴はこんなに怖い

II章 こどもの足の疾患を知ろう！

＜整形外科・スポーツ領域＞
- 扁平足
- 外反母趾
- 内反小趾、マレットトウ、ハンマートウ、カーリートウ
- 浮きゆび
- ねんざ・ねんざ後遺症
- 外脛骨障害
- 過剰骨・種子骨の障害
- 疲労骨折
- 骨端症
- 足根骨癒合症

【Column】
- スポーツと無月経
- こどもの頃の骨貯金

＜皮膚科領域＞
- たこ・うおのめ
- いぼ
- 陥入爪・巻き爪
- 足のにおい（多汗・むれ）
- 異汗性湿疹
- 白癬
- 凍瘡（しもやけ）
- トラブルを防ぐ足のケア

【Column】
- 健康診断に足測定を入れよう！

III章 こどもの靴を考えよう！
- 靴の基本とこども靴の正しい選び方・履き方
- こどもの上靴
- 制靴によって起こる足の障害
- こどものスポーツシューズ
- 靴下はどう選ぶ？

【Column】
- こどもの扁平足にインソールって必要！？
- 足と汗
- 学校生活一足制のススメ
- 裸足教育、草履教育
- 国会会議録からみたこどもの足の発育と靴に対する政府の考え方

IV章 こどもの足変形を予防しよう！
- こどもに必要な運動連鎖
- こどもの立ち姿勢・座り姿勢
- 運動のススメ
- こどものロコモ対策—なぜこどもの頃からロコモ予防が必要か—

全日本病院出版会
〒113-0033 東京都文京区本郷 3-16-4
www.zenniti.com
Tel:03-5689-5989
Fax:03-5689-8030

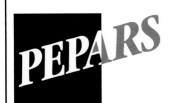

◆特集／下肢切断を知る
Ⅰ．はじめに
四肢切断前に行う各種評価方法と切断部位

辻　依子[*1]　寺師浩人[*2]

Key Words：糖尿病性足潰瘍(diabetic foot ulcer)，包括的高度慢性下肢虚血(chronic limb threatening ischemia)，下肢切断(limb amputation)，検査(examination)，切断レベル(amputation level)

Abstract　糖尿病性足潰瘍や包括的高度慢性下肢虚血において，切断レベルの決定に必要な検査は，ドップラー聴診などの理学的検査，全身状態を把握するための血液検査，単純X線写真やMRIなどの画像検査，ABIやSPPなどの生理検査など，多岐にわたる．四肢切断によるADLの低下は下肢予後だけでなく，生命予後にも影響するため，切断レベルの決定には，創部の状態，感染や下肢虚血の程度，全身状態やADL，患者背景など，様々な要因を考慮し判断する必要がある．

はじめに

糖尿病性足潰瘍や包括的高度慢性下肢虚血(chronic limb threatening ischemia；以下，CLTI)は感染や下肢虚血により足壊疽を呈することがあり，感染の鎮静化や創治癒のために切断が必要となることが多い．四肢切断によりADL(日常生活度；activity of daily living)は変化するため，切断後も歩行機能の維持が可能な足を温存する必要がある．切断レベルは，創の範囲や深達度などの創部の状態，感染や下肢虚血などの程度や患者背景を考慮し決定する．この稿においては，切断レベルを決定するために必要な検査およびその検査によって決定した切断レベルについて報告する．

四肢切断前に行う各種評価方法

1．創部の状態

黒色壊死部や骨に達する潰瘍部の温存は困難であるため，視診により切断レベルをある程度決定することが可能である．足趾，足背および踵部外側は軟部組織が少ないため，容易に骨に達する．潰瘍だけでなく，潰瘍周囲の皮膚の状態も確認する．赤色，白色，紫色などに変色していれば，後に壊死や潰瘍となる可能性がある(図1)．足底は発赤の有無，その走行および範囲を確認する．感染がある場合，足底に発赤を呈することが多く，その走行や範囲が感染の局在の目印となる．感染がある場合は，感染の鎮静化のため，より中枢での切断が必要となることがある．

2．感　染

感染は大切断のリスクファクターであり，大切断回避のためには早急な感染の鎮静化が重要である．まずは理学的所見として皮膚の発赤や，浸出液の量，患者の熱発や食欲低下などの全身状態等を確認し，緊急性や重症度を把握する．その上

[*1] Yoriko TSUJI，〒650-0017　神戸市中央区楠町7-5-1　神戸大学大学院医学研究科形成外科学分野足病医学部門，特命教授
[*2] Hiroto TERASHI，同大学大学院医学研究科形成外科学，教授

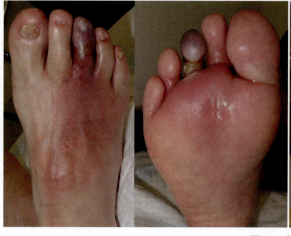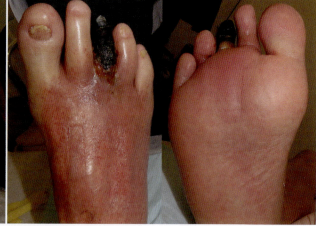

図 1. 皮膚色の変化
a：初診時は右第3趾は紫色を呈していたが，壊死は認めなかった．
b：10日後．右第3趾は黒色壊死化していた．

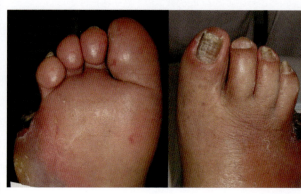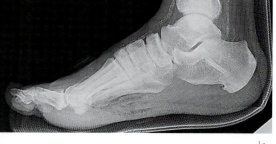

図 2. ガス像
a：右第5趾壊死およびその周囲に感染を認めた．WBC 20,700，CRP 25.55
b：単純X線写真像において足底広範囲にガス像を認めた．創部培養検査では嫌気性菌である *Bacteroides fragilis* が検出された．

で，感染の程度や範囲を特定するための検査を行う．

A．創部培養検査

創面表層のスワブ検体の信用性は低いため，可能な限り，深部の組織培養や浸出液の吸引培養を行う[1]．

B．血液培養検査

熱発している場合は，抗生剤投与前に血液培養検査を提出する．

C．血液検査

血液検査で炎症マーカーをはじめとして，全身状態の把握のため一般的な生化学検査も行う．WBC，CRP などの上昇が感染の指標となるが，糖尿病患者や高齢者などでは免疫反応の低下により上昇しないことがある．また下肢閉塞性動脈疾患（lower extremity artery disease；以下，LEAD）を合併している場合は虚血のため感染徴候が軽微で炎症所見が著明でないことがあり，炎症マーカーだけでは，重篤な感染を見落とすことがある．他の検査所見と照らし合わせた上で感染の重症度を判断する．

D．単純X線写真

ガス像，骨髄炎，シャルコー足関節症の有無を確認する．ガス像がある場合は，ガス壊疽の可能性が高く，救命のため緊急にデブリードマンを行う（図2）．場合によっては大切断を要する場合が

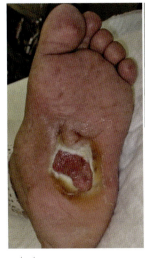
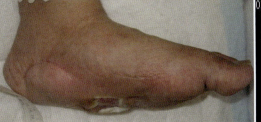
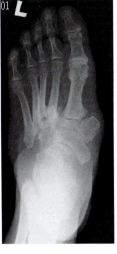

図 3. シャルコー足関節症
a：足底に潰瘍を認める．
b：土踏まずが底側に凸となった変形(rocker-bottom 変形)を呈している．
c：単純 X 線写真．中足部関節に不規則な骨破壊像，骨硬化像を認める．

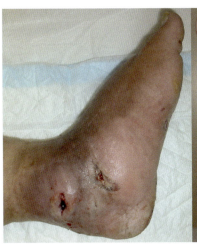
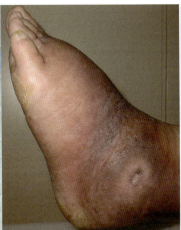
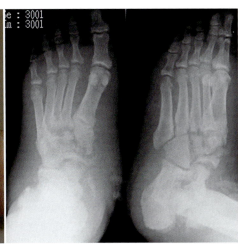

図 4. シャルコー足関節症，急性期
a：近医で足部感染症と診断され，ドレナージのため左内果部に切開術が施行された．当科受診時，多量の浸出液，足全体の著明な腫脹，発赤を認めた．
b：単純 X 線写真で中足部関節の骨破壊像を認め，シャルコー足関節症と診断した．

ある．骨髄炎の所見である骨膜反応や骨破壊，骨密度の低下などが単純 X 線写真で明らかになるには発症から 2〜3 週間程度かかるため，骨髄炎診断の感度は低い[2]．そのため急性骨髄炎の診断には，次項の MRI 画像検査を行う．シャルコー足関節症は糖尿病性末梢神経障害や脊髄空洞症，二分脊椎症など末梢神経障害を持つ患者に発症する疾患で，関節破壊や病的骨折を呈する(図 3)．急性期は，腫脹・発赤・熱感を伴い，単純 X 線写真において関節破壊，骨融解，関節脱臼など多彩な所見を有するため，骨破壊を伴う重症の足部感染症と誤った診断を受け，緊急に切開ドレナージなどの処置を施行される恐れがあるため注意を要する(図 4)．

E．MRI 画像検査

　MRI は骨髄炎診断において感度，特異度ともに

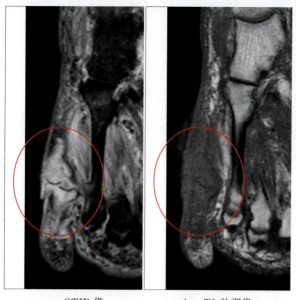

図 5. MRI 画像における骨髄炎
赤丸で囲った部分に骨髄炎を認める．T1 強調像で低信号，STIR 像で高信号である．

a．STIR 像　　b．T1 強調像

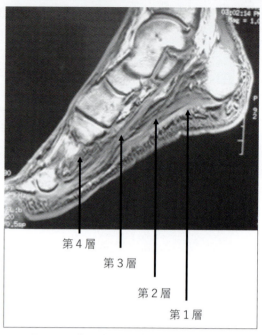

図 6. 足底の筋層から構成される層構造

他の検査より高く有用であり，骨髄炎の位置と範囲を正確に描出することができる．T1 強調像で低信号，脂肪抑制 T2 強調像もしくは STIR 像で高信号を骨髄に認めた場合，骨髄炎と診断できる（図5）[3]．また軟部組織の感染の局在や進展の確認にも有用である．足底は足底腱膜と足底の筋肉による層構造となっている．皮膚側から第 1 層が足底腱膜による層，第 2 層が短趾屈筋，母趾外転筋，小趾外転筋からなる層，第 3 層が長母趾屈筋および長趾屈筋と足底方形筋，虫様筋からなる層，第 4 層が短母趾屈筋，母趾内転筋，短小趾屈筋からなる層である（図6）．感染はこれらの層に沿って上行する[4]．MRI 画像の矢状断で層に沿った感染を確認することが可能である．また足底は内側筋区画（medical plantar space），中央筋区画（central plantar space），外側筋区画（lateral plantar space）の 3 つの筋区画に分かれる（図7）．第 1 趾からの感染は内側筋区画，第 2〜4 趾からの感染は中央筋区画，第 5 趾からの感染は外側筋区画に沿って感染は上行する．それぞれの筋区画は比較的強固な腱膜で分かれており，横方向への感染が拡大することは少なく，筋区画内にとどまること

が多い．MRI 画像の冠状断または水平断で確認することが可能である（図8）[5]．炎症や感染を呈すると，脂肪抑制 T2 強調像または STIR 像で高信号となるが，浮腫だけでも高信号となるため偽陽性となることがある．足部の発赤の範囲，走行や血液検査の炎症マーカーなど複合的に判断する．

3．下肢虚血

下肢虚血がある状態でデブリードマンなどの侵襲のある処置を行うとかえって壊死が拡大するため，四肢切断を行う際の下肢血流評価は最も重要である．

A．理学的所見

足背動脈，後脛骨動脈，膝窩動脈，大腿動脈を触知する．足背動脈，後脛骨動脈の拍動の触知が可能であれば，下肢虚血はないか，あっても軽微でありデブリードマンや足部での切断は可能である．拍動を触知しにくい場合は，ドップラー聴診器で動脈の拍動音を聴取する．狭窄や閉塞がない場合は 3 段脈，ある場合は 2 段脈や 1 段脈で聴取できる．ドップラー聴診は，非侵襲性で簡便でありベッドサイドで繰り返し施行できるため，血行再建術後の再狭窄の早期発見にも非常に有用であ

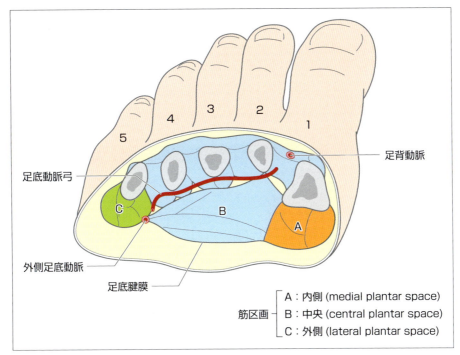

図 7. 足底の筋区画
(泉　有紀：総論. 下肢救済のための創傷治療とケア. 69-79, 照林社, 2011. より引用改変)

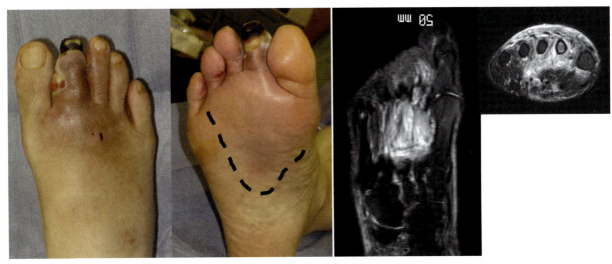

図 8. 中間筋区画の感染
a：右第 2 趾潰瘍から足底部にかけて発赤を認めた. 発赤は母趾に及んでいた(点線内).
b：MRI 画像. 中央筋区画内のみに感染が留まっていた.

る. 理学的所見をとり, 下肢血流障害が疑わしい場合は, 無侵襲性の生理検査である ABI(足関節上腕血圧比；ankle brachial pressure index), SPP(皮膚灌流圧；skin perfusion pressure)を行う.

B. ABI

ABI は両上腕(血液透析患者の場合は非シャント側のみ)と両足首の血圧(ankle pressure；以下, AP)を測定し, 左右それぞれの AP を左右いずれか高い方の上腕部の血圧で割った値である(図 9)[6]. AP 測定にはドプラ法とオシロメトリック法がある. ドプラ法では, 足首を 12 cm 幅のマンシェットで駆血し, ドプラ聴診器を用いて足背動

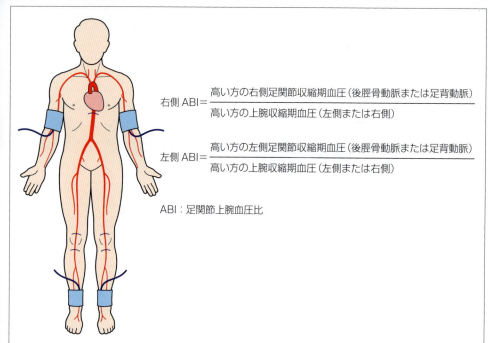

図 9.
ABI 測定方法
（文献 6 より引用改変）

脈と後脛骨動脈の収縮期血圧を測定する．足背動脈，後脛骨動脈のいずれか高い値が AP となる．オシロメトリック法は簡易四肢血圧測定装置［フォルム®（オムロン・ヘルスケア），Vasera®（フクダ電子）］に用いられている．ドプラ法と比較し短時間で，しかも四肢血圧が同時に測定できるため本邦においては多くの施設において使用されている．オシロメトリック法は，足首に伝わる動脈拍動をカフ内圧の振動としてとらえ，その強さの変化によって収縮期血圧を求める[7]．そのため不整脈や不随意運動のある患者では正確に測定できない．通常 AP は上腕血圧より 10～20 mmHg 程度低くなるため，ABI の正常範囲は 0.9～1.3 である．下肢動脈に 60～75% 以上の有意な狭窄や閉塞があると，狭窄部や長く細い蛇行した血管抵抗の大きい側副血行路を通過する際にエネルギーを失うため，病変部より末梢の血圧は低下し ABI が低下する．下肢血流障害が重度になると ABI はより低下する．糖尿病や透析患者は下腿の動脈に高度な石灰化（メンケベルグ中膜硬化）を生じることが多い．石灰化が高度の場合，AP は高めになるため下肢血流障害が重度であっても ABI が高値となり，下肢血流障害の存在を見逃す可能性がある．ABI の測定は簡便であり，所要時間が短いため下肢血流障害のスクリーニングに適している．しかし偽陰性となり下肢血流障害を見逃す可能性があることや，足首より末梢の血流は ABI に反映されないことから，CLTI による足潰瘍の重症度評価には次項の SPP が適している．

C．SPP

SPP はレーザードプラセンサーと血圧カフを用いて，センサー部位の SPP 値を計測する方法である．足首用や足趾用などの血圧カフもあり，カフを巻くことができれば任意の部位で測定できる．測定方法は，初めに測定部位にレーザードプラセンサーを貼る．このセンサーで皮下 1.5 mm あたりにある細動脈内の赤血球の動きを感知している（図 10）[8]．センサーを置いたレベルで血圧カフを全周に巻き血圧カフを加圧し，皮膚微小循環（細動脈レベル）を途絶させた後（赤血球の動きがなくなる），カフ圧を徐々に下げ，皮膚微小循環が回復した時（細動脈内の赤血球が動き出した時）の圧をSPP 値としている．SPP 値は CLTI による足潰瘍の治癒予測と相関している．CLTI の足潰瘍の治癒に必要な SPP 値は 30～40 mmHg であり，その値に満たない場合は，先に血行再建術を行い，SPP 値を 30～40 mmHg 以上に上げたうえで，デブリードマンや minor amputation を行う．SPP

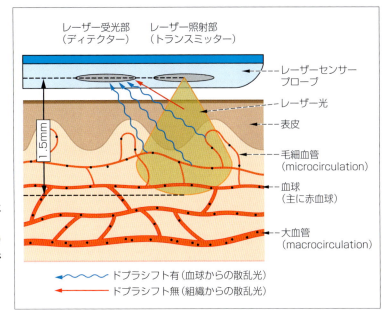

図 10.
レーザードプラーセンサーによる血流モニタリング
センサーで皮下 1.5 mm あたりにある細動脈内の赤血球の動きを感知している．
（文献 8 より引用）

は石灰化の影響を受けないため，血行再建術の必要性の判定や血行再建術の治療効果の判定，再建血管の再狭窄の診断，切断レベルの決定などに信頼性の高い評価法とされている[9)10)]．SPP 測定時の注意点として，①潰瘍部は皮膚および細動脈が欠損しているため測定は不可能である．そのため潰瘍部より中枢側の健常皮膚上で計測する必要がある．②レーザーセンサーは鋭敏であり少しの体動でも測定が困難となる．血圧カフを巻き加圧する際，痛みを生じることがあるため，足部の疼痛の訴えが強い患者は測定できないことがある．また下肢の不随意運動がある場合も測定が困難となる．③測定時間が 20～30 分と長い．④測定部位に浮腫がある場合，再現性が悪い．⑤冷えやレイノー症候群などで末梢血管が収縮，あるいは攣縮している時は測定が不可能であったり，SPP 値が低値となったりする．その場合，加温し末梢血管を拡張させてから測定する．⑥測定部位の皮膚直下に腱組織や骨が存在する箇所は，細動脈内の赤血球をセンサーで感知することができないため，皮下に腱組織や骨がない箇所を選択する．

　SPP が 30 mmHg 未満であれば，下肢血流改善のため血行再建術が必要なため，直ちに血行再建術を施行可能な科（循環器内科，血管外科，放射線科など）にコンサルトを行う．

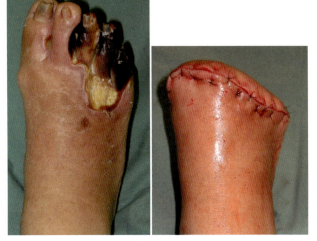

図 11．感染(−)，虚血(−)
中足骨が温存でき，創縁を縫合しても緊張がかからない場合は一期的縫合が可能である．

切断部位

1．感染(−)，虚血(−)の場合

　潰瘍壊死が MTP 関節より遠位であれば，足趾レベルの断端形成術を選択する．

　MTP 関節より中枢に及ぶ場合は，中足骨まで切除した上で皮膚軟部組織に余裕があり下肢血流が十分に確保できていれば一期的に縫合し一次治癒を目指す（図 11）．しかし皮膚軟部組織に余裕がない，あるいは下肢血流がそれほど十分ではない

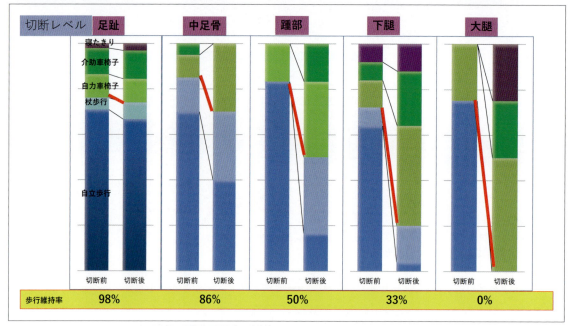

図 12. 下肢切断レベルごとの切断による移動能力の変化
切断時に中足骨を温存すると，切断後も比較的歩行機能は維持される．それに対し，中足骨が温存できない場合は，踵部だけが残っても歩行機能の維持は難しくなる．

(文献 11 より引用改変)

(SPP が 30 mmHg 台)であれば，縫合しても治癒が遷延する可能性が高いため，いったん開放創として NPWT(陰圧閉鎖療法；negative pressure wound therapy)などを併用し二次治癒を目指す．複数趾に潰瘍壊死が及ぶ場合は，中足骨切断術(TMA；transmetatarsal amputation)を考慮する．潰瘍壊死がリスフラン関節レベルに及ぶ場合，切断後断端部を縫合するためには中足骨をすべて切除し下肢長をかなり短縮する必要があるが，切断後の歩行機能を維持するためには中足骨の温存が重要である(図 12)[11]．歩行機能の維持を優先する場合は，断端部を一期的に閉鎖せず，後に植皮術などで閉鎖することにより下肢長を保つ必要がある(図 13)[12]．潰瘍壊死がショパール関節レベルや踵部広範囲に及ぶ場合，救肢はかなり困難となる．患者の ADL，患者背景や疼痛や感染の有無，予後などを複合的に判断し大切断を考慮する．

2．感染(＋)，虚血(−)の場合

軟部組織感染がある場合は皮膚の発赤の範囲や走行，MRI 画像より感染の範囲を特定し，まず初めに切開ドレナージを行う．急性骨髄炎を合併している場合は，同時に骨髄炎を併発している骨を切除する．感染が鎮静化すれば，上記の感染(−)，虚血(−)の場合に準じて切断レベルを決定する．

3．感染(−)，虚血(＋)の場合

血行再建術が施行不可能な場合や血行再建術を施行しても下肢血流が改善できなかった場合，足部での切断は不可能である．レオカーナ®，高気圧酸素治療，交感神経節ブロックなど各施設で施行可能な補助治療を導入する．疼痛が強い場合は，オピオイド鎮痛薬や脊髄刺激療法(SCS；spinal cord stimulation)を導入するが，下肢虚血による疼痛のコントロールは非常に困難であるため，疼痛の軽減が得られない場合は大切断を考慮する．また感染を併発すると致命的となるため，感染予防に努める．

4．感染(＋)，虚血(＋)の場合

下肢虚血がある状態で感染の鎮静化は困難であり敗血症へ移行しやすい．特に透析患者においては，透析時の血圧低下により透析困難となることがある．そのため感染と下肢虚血が改善できない症例に対しては大切断が第1選択となる．ただし，

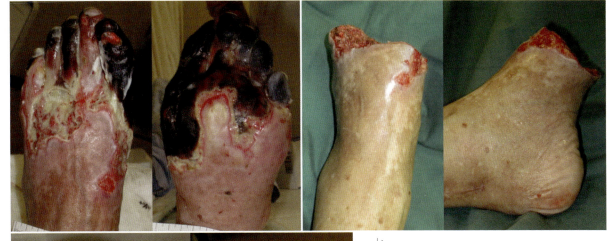
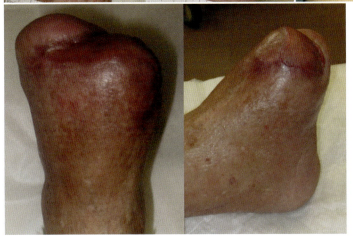

a	b
c	

図 13.
感染(−)，虚血(−)
a，b：潰瘍がリスフラン関節レベルまであるため，一期的に縫合するためには中足骨をすべて除去する必要がある．中足骨が温存されないと歩行機能が著明に低下するため，デブリードマン時に中足骨をできる限り温存し切断端は開放創とした．
c：NPWT を施行後，断端部を分層植皮術で閉創した．歩行機能は維持され杖歩行は可能であった．

切断しても生命予後が悪い場合も多く[13]，患者背景，患者や家族の意思を十分に考慮し決定する必要がある．

まとめ

四肢切断術前に施行すべき各種評価方法について解説した．切断レベルの決定には感染，下肢虚血が大きく影響するため，感染，下肢虚血への客観的評価を行う必要がある．感染や下肢虚血がない場合は壊死や潰瘍に応じて切断レベルを決定することが可能である．ただし，歩行機能を維持するためには中足骨を温存する必要があるため，潰瘍壊死が広範囲である場合は，下肢長を残すため，二期的閉鎖を考慮する．感染がある場合は，感染の鎮静化が必須であり潰瘍部よりも中枢側への切断が必要となることがある．下肢虚血が改善できない場合は，足部での切断は困難である．少しでも血流を改善させたり，疼痛緩和のため補助療法を開始する．感染と下肢虚血が併存している場合は，大切断が第 1 選択となる．ただし切断後の生命予後は非常に悪いため，患者背景などを考慮し決定する必要がある．

参考文献

1) 岡　秀昭：第 3 章　病態・臓器別のアプローチ　皮膚軟部組織感染．感染症プラチナ　マニュアル ver. 7 2021-2022．443-454，メディカル・サイエンス・インターナショナル，2021．
2) Lipsky, B. A., et al.：Expert opinion on the management of infections in the diabetic foot. Diabetes Metab Res Rev. 28 Suppl 1：163-178, 2012.
   Summary　糖尿病性足潰瘍の骨髄炎に関するエキスパートオピニオン．
3) Fujii, M., et al.：Efficacy of magnetic resonance imaging in diagnosing osteomyelitis in diabetic foot ulcers. J Am Podiatr Med Assoc. 104：24-

29, 2014.
Summary　糖尿病性足潰瘍の骨髄炎診断におけるMRIの有用性について述べている.

4) 寺師浩人：足の治療に必要な正常解剖と機能. 足の創傷をいかに治すか―糖尿病フットケア・Limb Salvage へのチーム医療―. 市岡　滋ほか編. 5-11, 克誠堂出版, 2009.
Summary　糖尿病性足潰瘍について網羅した成書である.

5) 辻　依子：感染評価. Nursing Mook. **59**：37-43, 2010.

6) Norgren, L., et al.：Inter-society consensus for the management of peripheral arterial disease (TASCⅡ). J Vasc Surg. **45** Suppl S：S5-S67, 2007.

7) Špan, M., et al.：Detection of peripheral arterial disease with an improved automated device：comparison of a new oscillometric device and the standard Doppler method. Vasc Health Risk Manag. **12**：305-311, 2016.

8) 松尾　汎：生理機能検査Ⅰ. フットケアと足病変治療ガイドブック. 日本フットケア学会編. pp83-94, 医学書院, 2017.

9) Tsuji, Y., et al.：Importance of skin perfusion pressure(SPP)in the treatment of critical limb ischemia(CLI). Wounds. **20**：95-100, 2008.
Summary　CLTI治療におけるSPP値の信頼性について言及した臨床研究である.

10) Castronuovo, J. J. Jr., et al.：Skin perfusion pressure measurement is valuable in the diagnosis of critical limb ischemia. J Vasc Surg. **26**：629-637, 2007.

11) 辻　依子ほか：重症下肢虚血患者における下肢切断レベルによる歩行機能への影響. 日形会誌. **30**：670-677, 2010.
Summary　下肢切断後の歩行機能について検討し，足趾レベル，TMAレベルの切断であれば切断後も歩行可能であることを示している.

12) 辻　依子ほか：【重症下肢虚血治療のアップデート】広範囲潰瘍，感染を伴う重症下肢虚血に対する創傷管理. PEPARS. **162**：43-51, 2020.

13) Thorud, J. C., et al.：Mortality after nontraumatic major amputation among patients with diabetes and peripheral vascular disease：a systematic review. J Foot Ankle Surg. **55**：591-599, 2016.
Summary　大切断を受けた糖尿病および動脈不全患者の予後に関するシステマティックレビュー.

◆特集/下肢切断を知る

Ⅰ. はじめに
緩和医療と下肢を温存するための代替療法

大浦紀彦[*1] 加賀谷　優[*2] 松谷　瞳[*3] 長坂優香[*4]
Fujimoto Avelino Hiroshi[*5] 木下幹雄[*6] 高木友誠[*7]
山内靖隆[*8] 宮本　明[*9]

Key Words：包括的高度慢性下肢虚血(chronic limb-threatening ischemia；CLTI)，LDL アフェレーシス(LDL apheresis)，高気圧酸素療法(hyperbaric oxygen therapy；HBOT)，多血小板血漿治療(platelet rich plasma；PRP)，代替療法(alternative therapy)，緩和医療(palliative medicine)

Abstract 包括的高度慢性下肢虚血(chronic limb-threatening ischemia；CLTI)は虚血による組織損傷と軟部組織感染が関与した複合的な病態である．血行再建術と虚血や感染による組織損傷に対して足趾，足部切断あるいはデブリードマンが必要である．しかし CLTI で全身状態が不良の場合には，積極的な治療を選択せず緩和医療を選択することがある．また創傷治療として外科的に小切断術，大切断術を行う場合で，創傷治癒遅延を認めた場合には創傷治癒を促進するために LDL アフェレーシスや高気圧酸素療法などの代替療法を行う．これらの代替療法は切断術との組み合わせで治療計画を立案する必要がある．さらに多血小板血漿治療(platelet rich plasma；PRP)は軽度の虚血が残る創傷にも効果がある．緩和医療と代替療法，PRP について概説した．

はじめに

包括的高度慢性下肢虚血(chronic limb-threatening ischemia；CLTI)は下肢動脈の閉塞・狭窄による虚血による組織損傷と軟部組織感染が関与した複合的な病態である．また虚血のない糖尿病性足潰瘍では感染と足部変形が主体となった病態

[*1] Norihiko OHURA，〒181-8611　三鷹市新川 6-20-2　杏林大学形成外科，教授
[*2] Yu KAGAYA，同，准教授
[*3] Hitomi MATSUTANI，同，助教
[*4] Yuka NAGASAKA，同
[*5] Avelino Hiroshi FUJIMOTO，同
[*6] Mikio KINOSHITA，TOWN 訪問診療所，理事長・院長
[*7] Tomonari TAKAGI，総合高津中央病院循環器内科，医長
[*8] Yasutaka YAMAUCHI，同，部長
[*9] Akira MIYAMOTO，同，部長

である．いずれも虚血や感染による組織損傷に対して足趾，足部切断あるいはデブリードマンが必要なことが多い．

しかし CLTI で全身状態が不良の場合には，積極的な治療を選択しない場合もある．さらに創傷治療として外科的に小切断術，大切断術を行う場合で，創傷治癒遅延を認めた場合には創傷治癒を促進するために代替療法として LDL アフェレーシスや高気圧酸素療法を行うことが不可欠である．切断術との組み合わせで治療計画を立案する必要がある.さらに近年，多血小板血漿治療(platelet rich plasma；PRP)が承認された．この稿では外科的治療以外の治療として，緩和医療と下肢を温存するための代替療法について概説する．

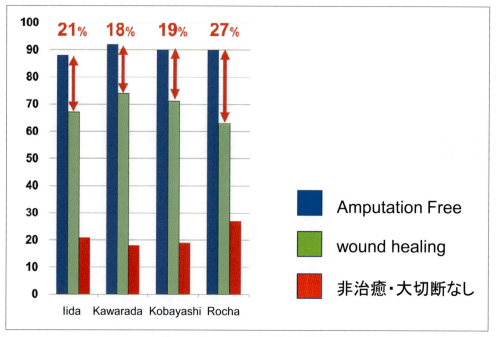

図 1. Outflow disease 患者の割合

（文献 4 より引用改変）

緩和医療

CLTI は，その生命予後は不良であるため[1)2)]，治療は積極的に下肢を温存する治療と下肢の温存はせず大切断もしくは緩和医療を行う治療に分けられる[3)]．全身状態が不良な場合は一次的大切断術も適応にならず，緩和的医療を優先する．CLTI 治療では社会的背景などに加え認知症/ADL/年齢/栄養状態/心機能全身状態と足部の病態を早期に評価し，ゴールを確認した上で治療方針を決定することが求められる[1)3)]．

CLTI の中には，初診時から緩和医療が選択されるわけではなく，当初，積極的治療を行っていて次第に全身状態が悪化し，在宅での看取りを前提とした医療へ方針を変更することもある．CLTI においてはすべての症例で治癒が可能であるわけではなく，血行再建が成功しても創傷治癒が得られない症例（図 1）[4)]や，一度創傷治癒が得られても再発時には血行再建が困難になったり，壊死の範囲が広いために積極的治療を諦める場合もしばしば認められる．そのような場合に，看取りを前提とした緩和医療が選択される．しかしCLTI の緩和医療は，がんにおける緩和医療と異なり，医療者も患者家族も手探りの状況であり，医療の中で成熟していない．今後，様々なナラティブケアの蓄積，報告が求められる．

代替療法

1．CLTI の微小循環障害に対する治療

CLTI の病態には中小動脈不全の石灰化や動脈硬化による狭窄・閉塞によるものと，微小循環不全の 2 つがある（図 2）[5)]．CLTI の治療においては軟部組織の虚血，潰瘍を治癒させることが焦点になるので 2 つの病態の改善が望まれる．動脈に対する治療は血行再建（bypass 術，血管内治療（endovascular treatment；EVT））を行う．

しかし近年，高齢化と透析患者の増加から足関節以下の動脈の障害を認める renal foot と言われる症例が増加している．CLTI の 18～27％に血行再建が困難な outflow disease（below-the ankle

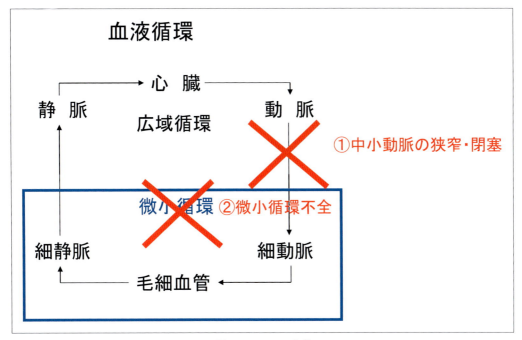

図 2. CLTI の病態
CLTI の病態は，① 中小動脈の狭窄・閉塞と ② 微小循環不全に分けられる．
① に対して血行再建を施行する．② に対しては LDL アフェレーシスや高気圧酸素療法を行う．
（文献 1，文献 5 より引用）

disease；BTA）を認める（図 2）[4)6~7]．言い換えると，Global vascular guidelines（GVG）で inframalleolar/pedal disease descriptor の P2 に分類されるような EVT で治療が困難な症例である[1]．足関節以下 run-off が不良であると，EVT およびバイパス術での成績が低下する[8)~11]．このような微小循環障害を含む renal foot は，血行再建では治療することができない．

血液は心臓から大動脈・動脈を経て組織の中へ入り細動脈・毛細血管から組織へ灌流する（図 2）．微小循環（microcirculation）とは，動脈から静脈へつながる細い血管を流れる血流を指し，血管径が 100 μm 以下の微小血管の領域のことを言い，微小循環によって臓器・組織は酸素・栄養が供給され，創傷治癒に深く関与している．この微小循環不全は糖尿病の Angiopathy と同等の病態と言える．遠位バイパス術のように流量が多ければ血管抵抗の大きい微小循環まで治療効果を得ることができることもあるが，flow の少ない EVT では困難である．微小循環の流量を増加あるいは酸素運搬を増加させるために，血液のレオロジー（粘性）を減少させて細い血管の灌流を改善する LDL アフェレーシスや，血漿に多くの酸素を溶解させて微小循環で組織へ酸素を手放す高気圧酸素療法（hyperbaric oxygen therapy；以下，HBOT）が適応となる．実際の治療で重要な点は，これらの代替療法は，上流の血行再建を施行してはじめて効果があることである．治療にあたって，微小循環改善だけを目的として治療をしても血行再建と併用しなければ効果がないことに留意する必要がある．

2．LDL アフェレーシス

LDL アフェレーシス（レオカーナ®；カネカメディックス社）は，CLTI の血行再建が不適応な no option の患者に対して行う創傷治療を促進する医療機器である．患者の血管から取り出された血液を本品に直接灌流させる血液浄化器であって，デキストラン硫酸とトリプトファンをリガンドとし，血液中より LDL-C とフィブリノゲンを選択的に吸着除去する吸着型血液浄化器である[12)13]．

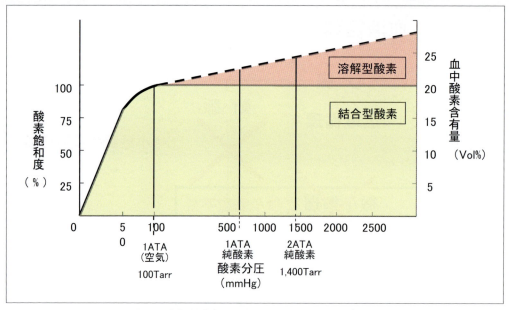

図 3. 溶解型酸素と結合型酸素の加圧による変化
100％酸素下で 2 ATA(2 気圧)に加圧すると，血漿内に物理的に溶解する酸素濃度が，1 ATA(1 気圧)と比較して約 14 倍に上昇し，末梢組織における酸素分圧も 1,400 Tarr に上昇する．

(文献 14 より引用)

LDL アフェレーシス(レオカーナ®)は血液のレオロジーを変化させ微小循環における末梢血管抵抗を減少させることによって，微小循環を改善させ，組織灌流を増加させる．これらの作用により臨床的に microangiopathy による創傷治癒遅延状態にある糖尿病性の CLTI 創傷において肉芽形成を促進し，一般的な CLTI において側副血行路を発達させる．

LDL アフェレーシスを行うには透析と同様の blood access が必要であるため維持透析患者にはよい適応であるが，アクセスがない患者は不可能ではないが困難であることが多い．また高血圧の治療に用いられる ACE 阻害薬を内服している場合はショックなどの血圧低下を起こすことがあるため，施行前に休薬する必要がある．

3．高気圧酸素療法(HBOT)

HBOT はチャンバーの中に患者を収容し，大気圧よりも高い気圧環境下(2〜2.8 ATA(気圧)へ加圧した状態)で，患者に純酸素または高濃度酸素を吸入させ，動脈血の血漿内の溶解型酸素濃度を上昇させ，低酸素状態にある組織の改善を図る治療法である[14)15)]．

気体と液体が接触した場合，ヘンリーの法則に基づいて両者のガス分圧は平衡に保たれ，圧に比例して液体の中に気体が溶解する．HBOT はこの物理特性を利用し，血漿内の溶解する酸素量を増加させることによって治療効果を発揮する(図 3)[14)]．通常ヘモグロビンと結合した酸素の末梢血酸素飽和度(SpO_2)の正常な値は通常 95〜100％であり，ヘモグロビンと結合する酸素量は加圧しても 100％以上に飽和することはない．HBOT において 100％酸素下で 2 ATA(2 気圧)に加圧すると，血漿内に物理的に溶解する酸素濃度が，1 ATA(1 気圧)と比較して約 14 倍に上昇し，末梢組織における酸素分圧も 1,400 Tarr に上昇する．すなわち，末梢組織の酸素分圧は約 40 Tarr で，毛細血管内の血液の酸素分圧が 100 Tarr(1 気圧)から 14 倍の 1,400 Tarr(2 気圧 100％酸素吸入)へと上昇することから，HBOT においては，酸素の拡散距離が延長し組織への酸素供給の効率も高まる(図 3)．HBOT は微小循環を改善するわけではないが，微小循環障害のある組織に対する酸素供

給を増加させることによって，創傷治癒促進，感染制御し，虚血を改善する[5]．LDL アフェレーシスと同様に血行再建をしたが，創傷治癒が遅延するような CLTI，糖尿病性潰瘍に効果がある．米国の Wound Healing Society(WHS)の動脈障害性潰瘍ガイドラインの中で，HBOT は補助療法の1つとして紹介されている．CLTI の解剖学的に再建不可能な患者，または血行再建術にもかかわらず潰瘍が治癒しない患者では，HBOT を補助療法として検討すべきとエビデンスレベル level Ⅱで記載されている[16]．

チャンバーの中で 2ATA の加圧が必要なため bulla や肺気腫を認める場合，増悪のリスクがあるため HBOT は禁忌とされている[5,14,15]．HBOT を行う際に耳管から中耳内部の圧を調整する耳抜きが必要であるが，これが上手くできない場合，鼓膜切開を施行してから HBOT を行うこともある．また耳抜きが上手くできないまま HBOT を継続して中耳炎を併発することもあるので注意が必要である．

Advanced therapy

1．多血小板血漿(platelet rich plasma；PRP)

LDL アフェレーシス，高気圧酸素療法の治療と異なり，PRP は局所治療である．

CLTI や糖尿病性潰瘍では TIME コンセプトに基づく WBP(wound bed preparation)が世界的な標準治療として推奨されている．TIME は創傷治癒阻害要因を Tissue(壊死組織)，Inflammation/infection：(炎症/感染)，Moisture imbalance(浸潤環境の調整)，Edge of wound(創辺縁の管理)の項目にしたがって治療を行うコンセプトで[17]，2019 年にアップデートされ Repair/regeneration(修復・再生)と Social factors(社会的要因)を加えた TIMERS が提唱された[18]．Repair/regeneration(修復・再生)は，適切な感染管理，免荷，血行再建を含む標準的な創傷治療と並行して，高度な治療法をどのように使うべきかを明らかにするものであり，この中で PRP 治療は推奨治療の1つに位置付けられている[18]．PRP は血液を遠心分離して得られる血小板を豊富に含んだ血漿である．血小板には α 顆粒が存在し多くの創傷治癒を促進させる増殖因子が含まれている[19,20]．血小板が活性化すると α 顆粒からこれらの増殖因子が放出され創傷治癒を促進する．そこで臨床においては，PRP にトロンビン，カルシウムなどを加え血小板を活性化させることで増殖因子の放出を促す．2022 年 11 月に厚生労働省より日本で初めて創傷に対する治療効果が検証された PRP の医療機器として薬事承認得たロート社製 TKKT01 の臨床試験について記載する．

臨床試験では，4 週間以上の既存治療が奏効しない糖尿病性足潰瘍患者を対象として非盲検，単群，多施設共同試験として 15 施設で実施した[19,20]．54 例が本試験に登録され，主要評価項目の創半径縮小率が 50% 以上となった症例(有効例)の割合は，80.9%(95%信頼区間[66.7-90.9])であり，達成基準の 60% を上回った．副次評価項目の創傷面積縮小率は 72.8% ± 101.3%，創傷体積縮小率は 92.7% ± 17.3% であった．また，PRP ゲル治療により創傷閉鎖(二次治癒)，比較的簡単な手術手技(植皮・縫合など)で創傷閉鎖可能と判定される期間の中央値はそれぞれ 57 日，43 日であった．最終評価時には 27 例(57.4%)が創傷閉鎖(二次治癒)と判定された．

本試験では 47 例中 18 例で SPP 値が 40～49 mmHg で，比較的軽度な虚血を有する PAD 患者[3]が組み入れられた．末梢動脈疾患ガイドラインにおける WIfI 分類にあてはめると，Ischemic grade 0-1，wound grade 1-3，infection grade 0-1 に該当すると考えられる[1]．

このように PRP は血行再建後の軽度の虚血が残っている症例でも効果的であった．また PRP はゲル化しているため，切断術後の瘻孔や創離開などに適応があった．

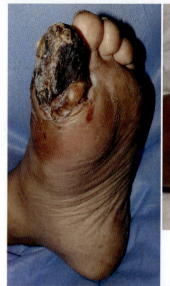
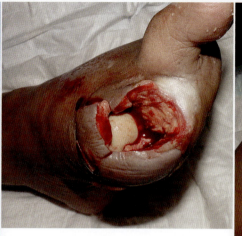
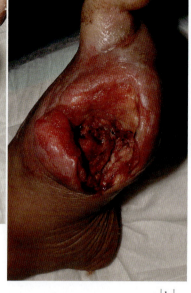
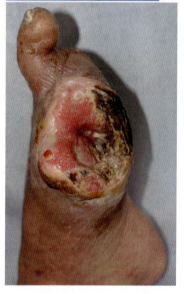

図 4-a〜d.
CLTI 虚血と感染の両方を認めた症例：56 歳，男性．2 型糖尿病，透析
a：初診時の状態．第 1 足趾に虚血性壊死を認めた．足底の中央部に発赤腫脹・圧痛を認めず感染なく，創傷の評価は，W2I2fI0 であった．第 1 足趾は demarcation されていた．
b：血管内治療後，MTP 関節で足趾離断し抗生剤治療を行った．
c：離断から 3 週間後．中足骨頭を切除した．
d：離断後 2 か月の状態．少しずつ肉芽形成を認めるようになっているが足底側の虚血の進行性壊死と局所感染を認めた．再度 EVT を追加治療し，さらに微小循環不全を改善する目的で LDL アフェレーシス，HBOT を開始した．可及的にメインテナンスデブリードマンを行った．

症　例（図 4）

56 歳，男性．CLTI，2 型糖尿病，維持透析

初診時の状態，第 1 足趾に虚血性壊死を認めた．足底の中央部に発赤腫脹・圧痛を認めず，第 1 足趾は demarcation されていた．創傷の評価は，W2I2fI0 であった．血管内治療後，MTP 関節で足趾離断し抗生剤治療を行った．離断から 3 週間後，中足骨頭を切除した．

離断後 2 か月で少しずつ肉芽形成を認めるが，足底側の虚血の進行性壊死と局所感染を認めた．再度 EVT を追加治療した．さらに微小循環不全を改善する目的で LDL アフェレーシス，HBOT を開始した．可及的にメインテナンスデブリードマンを随時行った．

離断後 3 か月で創傷面積の 80％で肉芽形成が認められた．創傷治癒は改善し，通常どおりの進行を認めるようになったため NPWTi-d を開始した．術後 4 か月で LDL アフェレーシス 20 回 HBOT 30 回終了し，周囲より上皮化が進行しており，足底側の壊死を認めた部分の肉芽形成も良好であった．免荷サンダルとフェルトを用いて免荷し外来で follow する方針となった．血行再建後 5 か月で完全に上皮化し治癒した．

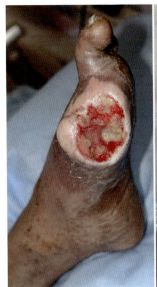 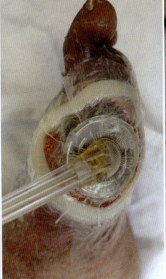 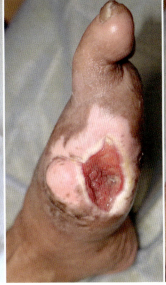 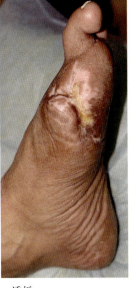

e | f | g | h　**図 4-e～h.** CLTI 虚血と感染の両方を認めた症例：56 歳，男性．2 型糖尿病，透析
e：離断後 3 か月の状態．創傷面積の 80％で肉芽形成が認められた．創傷治癒は改善し，通常どおりの進行を認めるようになった．
f：NPWTi-d を開始した．
g：術後 4 か月の状態．LDL アフェレーシス 20 回，HBOT 30 回終了した状態．周囲より上皮化が進行しており，足底側の壊死を認めた部分の肉芽形成も良好である．免荷サンダルとフェルトを用いて免荷し外来で follow する方針となった．
h：血行再建後 5 か月の状態．完全に上皮化し治癒した．

　途中経過で，血管内治療後 renal foot と糖尿病性 microangiopathy による足底側の壊死の進行を認める症例であった．HBOT と LDL アフェレーシスと同時期に追加の EVT も施行し，これらが著効し，NPWT が開始できるくらいの肉芽形成が得られた．このような前足部軟部組織に血流が到達せず壊死が進行するような renal foot では，代替療法が効果を発揮する．

まとめ

　CLTI は動脈の閉塞・狭窄による虚血による組織損傷と軟部組織感染が関与した複合的な難治性の病態である．したがって CLTI の治療では，従来の血行再建と外科的デブリードマン，外科的切断術だけでは治療を完遂することができない．創傷治癒を獲得するために，近年開発された LDL アフェレーシスなどの代替療法や PRP などの Advanced therapy を上手に組み合わせて治療することが重要である．

参考文献

1) Conte, M. S., et al.：Global vascular guidelines on the management of chronic limb-threatening ischemia. J Vasc Surg. **69**：3S-125S. e140, 2019.
2) Norgan, L., et al.：Inter-society consensus for the management of peripheral arterial disease (TASC Ⅱ). J Vasc Surg. **45**：S5-S67, 2007.
3) 2022 年改訂版末梢動脈疾患ガイドライン．日本循環器学会/日本血管外科学会合同ガイドライン 2022.
4) 仲間達也ほか：血管内治療での挑戦―足首以下の治療は，重症下肢虚血患者の未来を変えるか？―．日下肢救済足病会誌．**10**：160-167, 2018.
5) 大浦紀彦ほか：膝下領域血管拡張困難症例の次の一手 CLTI に対する高気圧酸素療法 (hyperbaric oxygen therapy：HBOT)．日フットケア足病医会誌．**5**(3)：2024.［in press］
6) Slovut, D. P., Sullivan, T. M.：Critical limb ischemia：medical and surgical management. Vasc Med. **13**：281-291, 2008.
7) Baghdasaryan, P. A., et al.：The renal foot—Angiographic pattern of patients with chronic

limb threatening ischemia and end-stage renal disease. Cardiovasc Revasc Med. 21：118-121, 2020.
8) Desai, T. R., et al.：Patency and limb salvage after infrainguinal bypass with severely compromised("blind")outflow. Arch Surg. 136：635-642, 2001.
9) Biancari, F., et al.：Angiographic runoff score as a predictor of outcome following femorocrural bypass surgery. Eur J Vasc Endovasc Surg. 17：480-485, 1999.
10) Higashimori, A., et al.：OLIVE investigators. Outcomes of one straight-line flow with and without pedal arch in patients with critical limb ischemia. Catheter Cardiovasc Interv. 87：129-133, 2016.
11) Kawarada, O., et al.：Contemporary infrapopliteal intervention for limb salvage and wound healing- Harmonization of revascularization and wound management. Circ J. 78：1540-1549, 2014.
12) Kobayashi, S., et al.：A novel low-density lipoprotein/fibrinogen apheresis method for chronic limb-threatening ischemia in patients with poor options for revascularization：A multicenter, single-arm clinical trial. Ther Apher Dial. 27：361-369, 2023.
13) 日本フットケア・足病医学会(編)：閉塞性動脈硬化症の潰瘍治療における吸着型血液浄化器に関する適正使用指針 第1版, 2021.
14) 一般社団法人日本高気圧環境・潜水医学会監修「高気圧酸素治療法入門」第6版. 日本高気圧環境・潜水医学会, 2024.
15) Kirby, J. P., et al.：Essentials of hyperbaric oxygen therapy：2019 review. Mo Med. 116(3)：176-179, 2019.
16) Federman, D. G., et al.：Wound Healing Society 2023 update on guidelines for arterial ulcers. Wound Repair Regen. 2024 Jul 17.
17) Schultz, G. S., et al.：Wound bed preparation：a systematic approach to wound management. Wound Repair Regen. 11 Suppl 1：S1-S28, 2003.
18) Atkin, L., et al.：Implementing TIMERS：the race against hard-to-heal wounds. J Wound Care. 23(Sup3a)：S1-S50, 2019.
19) 大浦紀彦ほか：【多血小板血漿(PRP)の上手な使い方】糖尿病性足潰瘍に対するPRPゲルの有効性―多施設臨床試験より―. PEPARS. 204：1-12, 2023.
20) Ohura, N., et. al.：Efficacy of autologous platelet-rich plasma gel in patients with hard-to-heal diabetic foot ulcers：a multicentre study in Japan. J Wound Care. 33(7)：484-494, 2024.

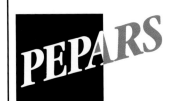

◆特集／下肢切断を知る
Ⅱ．切断術の実際
足趾・中足骨部切断の方法

黒川 正人*

Key Words：小切断(minor amputation)，足趾切断(toe amputation)，中足骨横断的切断術(transmetatarsal amputation；TMA)，足潰瘍(foot ulcer)，重症下肢虚血(critical limb ischemia)

Abstract 前足部切断は1足趾のみの切断から中足骨レベルの切断までを含む．その原因となる疾患としては糖尿病性潰瘍・壊死，重症下肢虚血(CLI)，膠原病性潰瘍，骨髄炎や悪性腫瘍などがあるが，ここでは潰瘍・壊死を中心にその切断術式を述べる．壊死した組織は切断が適応となるが，感染の波及や虚血の進行によっては，見た目以上に広範囲の切断となることもある．また，術後の歩行機能などを考慮して近位の切断が適応であったとしても，患者の心情としてできる限り長い足を温存したいという希望があれば，手術範囲を縮小せざるを得ない場合もある．ここでは，基本となる術式について述べるが，臨床では前述のように基本とは外れた術式を選択することもある．また，手技のコツについても説明する．

はじめに

前足部の切断は1足趾のみの切断から中足骨レベルの切断までを含む．その原因となる疾患としては糖尿病性潰瘍・壊死，重症下肢虚血(CLI)，膠原病性潰瘍，骨髄炎や悪性腫瘍などがあるが，ここでは潰瘍・壊死を中心にその切断術式を述べる．壊死した組織は当然切断が適応となるが，感染の波及や虚血の進行によっては，見た目以上に広範囲の切断となることもある[1)2)]．また，術後の歩行機能などを考慮して近位の切断が適応であったとしても，患者の心情としてできる限り長い足を温存したいという希望があれば，手術範囲を縮小せざるを得ない場合もある[3)]．

手術前の検査

手術前に行うべき検査としては，最低限の血液検査(血液算定および出血凝固能)と単純X線による最低2方向の撮影が必要である．感染を伴う場合には，ガス像の有無や骨溶解像を確認して切断レベルを決定する(図1)．SPP(皮膚灌流圧)やTcPO$_2$も切断レベルを決定するために有用である[2)]．また，可能であればMRI検査を行うことによって，感染の広がりや膿瘍の存在などを把握することもできる(図2)．

足趾切断術

足趾においては最小限の切断にとどめておくべきであるが，感染や壊死の範囲に応じて切断部位を決める．

1．足趾ギロチン切断(図3)

最も簡単な足趾切断方法である．足趾のどの部位でもよいが，指を横断的に切断する方法であ

---

* Masato KUROKAWA, 〒861-8520 熊本市東区長嶺南 2-1-1 熊本赤十字病院形成外科，部長

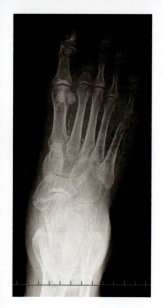

◀図 1.
ガス像
糖尿病性潰瘍にて第 4・5 中足骨部にガス像を認める．

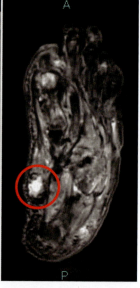

図 2. ▶
皮下膿瘍
足底外側部に潰瘍を形成していたが，MRI 検査では内側部にも膿瘍を認めた．

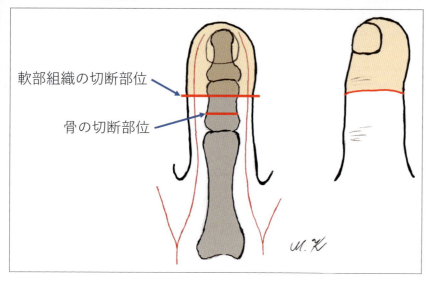

図 3.
ギロチン切断
骨は軟部組織よりも近位で切断する．

る．黒色壊死した足趾の切断などが適応となる．皮膚の切断端よりも近位で骨を切断すると創閉鎖が行いやすい．

2．Dorsal-plantar flap（図 4）

足趾の両側方の切開から足背および足底に皮弁を作成して，足趾を切断するが，足底側の皮膚を足背側の皮膚より長く残す切断方法である．固有底側趾動脈を栄養血管として残した底側の皮弁を用いて断端を被覆する．末節部の切断では爪母を末節骨とともに確実に切除しないと，術後に変形した爪甲が生えて疼痛の原因となることがある．

3．Medial-plantar flap（図 5）

足趾の正中から両側に皮弁を作成する切断方法

である．足趾の固有底側趾動脈と背側趾動脈をそれぞれの皮弁に含めることで，軟部組織の血流を維持する方法である．足趾正中を切開するため，腱の処置が容易とされている．末節部の切断では爪母の取り残しがないように注意が必要である．爪母が残存すると，断端に変形した爪甲が生じて，術後疼痛の原因となる．縫合線は正中となるが，底側の切開を短めにすることで，荷重部に瘢痕が露出することを避けることができるとされている[4]．同様に足趾全周をめぐる切開で足背側にラケットの柄のように縦切開を加えるラケット型切開（図 6）[5]であれば，足底側に瘢痕が生じないためより有用である．

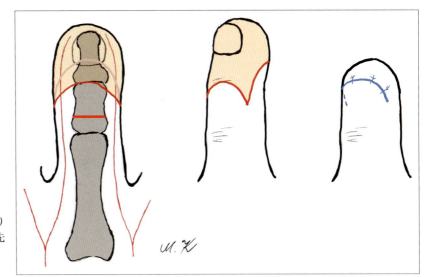

図 4.
Dorsal-plantar flap
足底側の皮膚を足背側の皮膚より長く残して，足底側の皮弁にて先端を被覆する切断方法である．

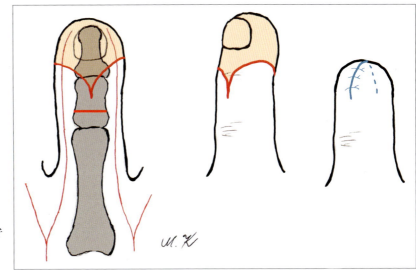

図 5.
Medial-plantar flap
血流を考慮して両側の皮膚を皮弁として残し，足趾正中で縫合する．

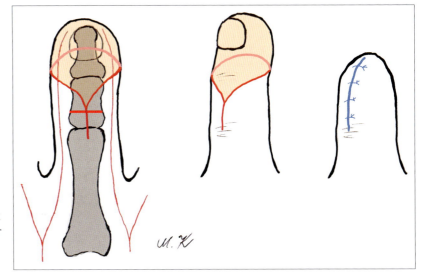

図 6.
ラケット型切開
足背側の切開をラケットの柄のように長く延長して皮膚は斜切断する．縫合線は足底に露出しない．

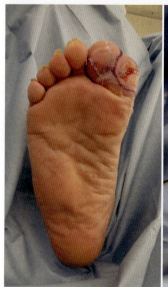
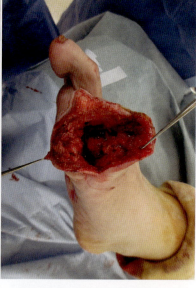

図 7.
Fillet toe flap
第 1 趾外側の潰瘍および趾骨骨髄炎に対して，末節骨および基節骨遠位 2/3 を軟部組織とともに切除し，皮膚は fillet toe flap として残した．

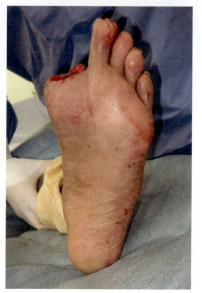
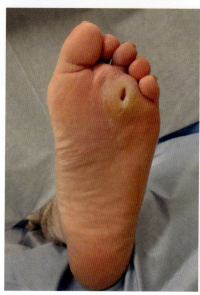

図 8．MPT 関節離断術
第 1 趾の MPT 関節離断術直後の状態．皮膚は軽く寄せて縫合した．

図 9．残存足趾の変形
糖尿病による胼胝下潰瘍による感染のため，第 2 趾～第 4 趾を MPT 関節離断を行った．術後 3 か月で第 1 趾および第 5 趾の変形をきたしつつある．

4．Fillet toe flap

足趾切断において，足趾片側を固有底側趾動脈と背側趾動脈を栄養血管とした皮弁として挙上する．骨および軟部組織は切除し，残した皮弁にて被覆する方法である(図7)[6]．より長い皮弁が作成できるため，可及的に長い足趾の温存が可能となる．

MPT 関節離断術（図8）

MPT 関節において足趾を離断する方法である．皮膚および伸筋腱・屈筋腱が残る場合には，両腱を関節軟骨の前で縫合して，皮膚で被覆する．皮膚縫合が困難な場合には後述するように，関節軟骨は全切除し，骨皮質を削って出血するようにした方がよい．その後には開放創としての処置を行

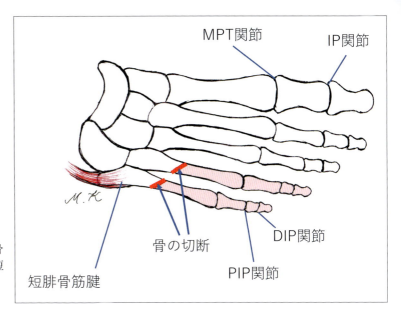

図 10.
外側趾列切断
外側足趾列切断の場合には，中足骨は外側が短くなる斜切断として短腓骨筋の付着部は残す．

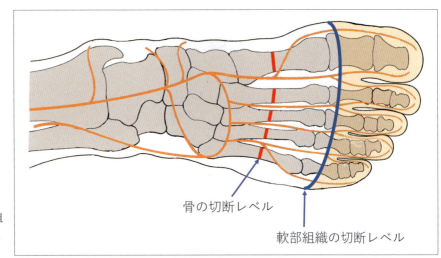

図 11.
Modified TMA
骨の切断レベルよりも軟部組織の切断レベルが遠位になる．

う．第 2 趾を含む中央列の MPT 関節離断術を行うと隣接する第 1 趾の外反変形をきたすために注意が必要である(図 9)．状況が許せば，次に述べる中足骨までの趾列切断術を行った方が変形は少ない．

趾列切断術

足趾とともに中足骨切除を行う方法で，主に第 1 趾列や第 5 趾を含む外側足趾列の切断が行われることが多い．第 1 趾列の切断においては，支持性が失われて外反扁平足が生じることがあるため，中足骨は可及的に長く残した方がよい[7]（図 10)．外側列では中足骨の内側は長く残し，外側では短くなるように斜め切断をする(図 11)．切断部の突出が少なくなるため，同部に潰瘍が再発し難くなる．また，第 5 趾列の切断では短腓骨筋腱の付着する第 5 中足骨近位 1/3 まで切離すると，足の内反変形をきたしやすくなる[2]．多数趾列を切断すると残された趾列の中足骨頭部の底側に荷重が集中して胼胝や潰瘍形成をきたしやすくなるため，次に述べる中足骨横断的切断を選択した方がよい．しかし，健常な足趾を残したいという患者の希望によっては趾列切断にとどめることもある．

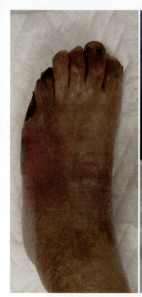
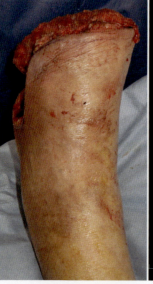
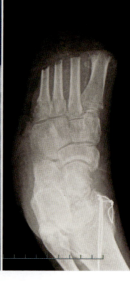

図 12.
Modified TMA の症例
糖尿病性潰瘍に対して第 5 中足骨は全摘出しているが，残りの 4 本に modified TMA を行った．

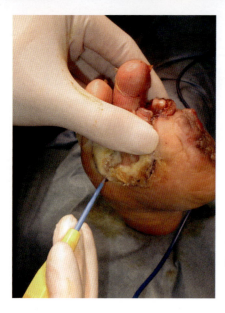

図 13.
ニードル型電極の使用
電気メスはニードル型電極を使用して，50 W 以上の強さで皮膚から切開をしている．このことで術中出血は少なくなる．

中足骨横断的切断術
(transmetatarsal amputation；TMA)

一般的には中足骨を同じレベルで横断的に切断して，足底に長く残した皮弁で被覆する方法である．創傷治癒の観点からは，中足骨の断端よりも遠位で血流のある骨膜や骨間筋・虫様筋を残す modified TMA[8] が推奨される(図12)．この手術法では，残した軟部組織内部の足背動脈と外側足底動脈の交通や中足骨動脈が温存されるため断端部の局所血流が低下しにくいとされている．

我々の行っている手術方法のポイント

1．駆血

我々は小切断では駆血はほぼ行わず，手術を行っている．その理由は，CLI では大腿の動脈が石灰化していることや，ステントが挿入されているため，十分な駆血が行えず静脈のみが閉塞されてうっ血をきたし，かえって出血量が増加することがあるためである．実際の手術では，電気メスはニードル型電極を使用して，50 W 以上の強さで皮膚から切開をしている(図13)．以上の操作で皮

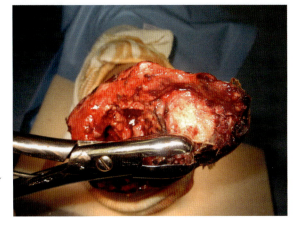

図 14.
リューエルによる骨切断
電動ノコギリなどは用いず，リューエルにて骨は切断する．

膚や軟部組織の血流の有無を術中に確認することができ，ほとんど出血をきたさず軟部組織の切断が可能となる．また，血管の結紮は不要であるため，手術時間も短時間で済む．

2．軟部組織の切除

伸筋腱および屈筋腱は切断レベルよりも引き出して，可及的に近位部においてハサミを用いて切断する．関節軟骨，掌側板や種子骨も可及的に切除するが，リューエルを用いると比較的簡便に切除できる．切断面に軟骨や腱組織が露出していると，その部分の創傷治癒が遅延する原因となる．

また，感染や壊死をきたした軟部組織の切除において，判断に迷う時にはリューエルで軽く摘んで容易に取れる組織は，壊死や感染が進行しているものと考えて切除するべきである．

3．骨の処理

骨を被覆するためには，皮膚や軟部組織よりも近位部まで切除する必要がある．この時にはアプローチのしやすい骨背側中央を縦に切開して，骨膜を愛護的に剥離した後に切断する．我々は中足骨のレベルであればリューエルのみを用いて切断している（図14）．電動ノコギリなどを用いない理由は，血液が飛散することを防ぐためと，骨膜を損傷しないためである．断端も骨やすりを使用してもよいが，リューエルを断端に垂直方向にあてて削ると，平滑な面を形成することができる．

また，隣接するMTP関節を損傷したまま開放創として処置をすると，その関節の露出した関節軟骨には肉芽形成が得られないため壊死が進行する．その結果，その足趾列は切断を余儀なくされるため注意が必要である．

4．創の閉鎖

典型的な切断の場合には，電気メスを用いて皮膚切開した創縁の熱傷部分を切除した後に縫合を行う．創を縫合する場合は，創縁に緊張が加わると容易に壊死に陥るため，過度の緊張が加わらないように縫合する．真皮縫合はほとんど必要なく表皮縫合のみでよい[9]．ただし，感染や壊死が進行している場合には，骨や軟部組織の切断のレベルよりも皮膚壊死の範囲が大きく，一期的に縫合ができないことも多い．また，我々は切断後の皮膚縫合は最小限として，術直後は開放創のまま処置することが多い．その理由は，血流の不安定な皮膚に少しでも緊張がかかると壊死が進行するためである．また，CLIでは切断時に血流が保たれていると判断しても，術後に皮膚・軟部組織の壊死が進行することも多い．開放創とした後の処置としては，術後数日の観察後に壊死が進行しなければ，ステイプルを用いて皮膚に余裕がある部分は閉鎖する．皮膚に余裕がない場合には，シューレース法とNPWTを組み合わせて処置を行う[10]．この時に可及的に足底側の皮膚で断端が被覆できるように工夫すると，負荷を受けやすい断端に比較的厚い皮膚が存在するため，潰瘍の再発が予防できる（図15）．最終的に皮膚が不足する部位には植皮を行う．

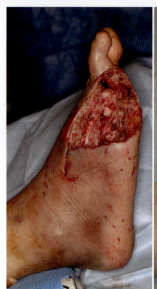
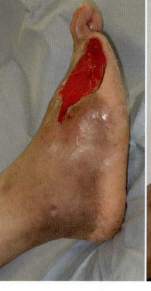
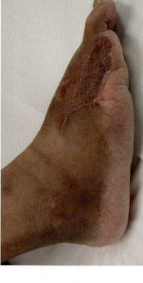

図 15.
外側趾列切断後の創閉鎖
シューレース法と NPWT
を組み合わせて，足底の
厚く丈夫な皮膚を荷重部
に移動させた．その後，分
層植皮を行った．

まとめ

前足部の切断の種々の方法について述べた．

参考文献

1) McKiittrick, L. S.: Recent advances in the care of the surgical complications of diabetes mellitus. New Engl J Med. 235：929-932, 1946.
   Summary 古い文献であるが，糖尿病に対する下肢切断術について述べた重要な文献である．
2) 寺師浩人ほか：【戦略としての四肢切断術】足部切断術．PEPARS. 141：27-36, 2018.
   Summary 足部切断について総合的に述べた文献である．
3) 松本健吾：【足を診る】閉創手術の実施① 小切断の実際．PEPARS. 200：42-48, 2023.
   Summary 小切断のアプローチと実際の手技について詳細に述べた文献である．
4) 村尾尚規ほか：【重症下肢虚血治療のアップデート】重症下肢虚血に対する足趾切断術．PEPARS. 162：35-41, 2020.
   Summary 足趾切断術と ICG 蛍光造影による血流評価について述べている．
5) 室田景久：切断術．臨床整形外科手術全書 第14巻 足．島津 晃，石井清一編．pp112-123, 1993.
   Summary 種々の足部切断の一般的な術式について記述された教科書である．
6) Emmett, A. J.: The filleted toe flap. Br J Plast Surg. 29：19-21, 1976.
   Summary 足趾に対する骨抜き皮弁 fillet toe flap について初めて述べた論文である．
7) 早稲田明生：糖尿病足．整形外科 Knack & Pitfalls 足の外科の要点と盲点，第3版．山本晴康編．pp384-388, 文光堂, 2009.
   Summary 足部切断について簡潔に要点を述べた文献である．
8) Terashi, H., et al.: A modified transmetatarsal amputation. J Foot Ankle Surg. 50：441-444, 2011.
   Summary 横断的中足骨切断術において中足骨より遠位まで軟部組織を残す方法について述べた論文である．
9) 安田聖人ほか：【実践！よくわかる縫合の基本講座】虚血肢救済手術における縫合法．PEPARS. 123：99-106, 2017.
   Summary 虚血肢の手術における縫合法とその注意点について述べている．
10) 黒川正人：【糖尿病性足潰瘍の局所治療の実践】糖尿病性足病変に対する局所陰圧閉鎖処置とシューレース法．PEPARS. 85：44-50, 2014.
    Summary 切断後の創閉鎖に NPWT とシューレース法を用いた手技について述べている．

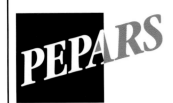

◆特集／下肢切断を知る
Ⅱ．切断術の実際
足趾・中足骨部切断のその後

藤井　美樹*

Key Words：足趾潰瘍(foot ulcer)，足趾変形(foot deformity)，神戸分類(Kobe classification)，末梢神経障害(peripheral neuropathy)

Abstract　足趾切断術は外見上の変形だけでなく足のバイオメカニクスを変え，隣接する足趾に潰瘍を形成させる原因となる．糖尿病性末梢神経障害のある患者では，知覚神経障害により疼痛を感じないため術後の足趾変形の悪化により再発を生じやすい．足趾切断術を行う際は，早期の創傷治癒を得ることを目標とするだけでなく，患者個々のADLと歩行状態を鑑みた手術計画が必要である．歩行可能な患者では歩行しても潰瘍が再発しにくい形に足のアライメントを整える必要がある．術後は崩れたアーチを補正し，ズレと圧を調整できるフットウェアの装着が必須である．

足趾切断により何が生じるか

非外傷性の足趾切断を受ける比率の最も高い糖尿病性足潰瘍患者について記載する．糖尿病患者の潰瘍発生率は19～34％であり，そのうち20～60％は骨髄炎を発症し切断に至るとされている[1]．前足部は糖尿病性足潰瘍の好発部位であり，骨髄炎を生じやすく足趾切断術に至ることは多い．中でも母趾の中足趾節関節(metatarsophalangeal joint；以下，MTP関節)を含む切断術は足のバイオメカニクスに大きく影響する．歩行周期の立脚後期には母趾のMTP関節部位で踏み返しを行うことで推進力が生まれ体が前に進むが，同時に最も強い荷重が加わる．母趾MTP関節部が切断されるとこの役目は隣接する足趾に移動するため，荷重部位も変化する．また足は，体重を支え，力を効率的に地面に伝え，少ないエネルギーでより遠くまで歩行することを可能にするために内側縦アーチ，外側縦アーチ，横アーチの3つのアーチ構造を持つが，母趾に限らずMTP関節の消失により横アーチが崩れることで，残存する足趾の中足骨頭部にさらに圧が加わるようになる．また，MTP関節の足底には荷重に耐えられるように厚い脂肪層があるが，切断術により後退変形を起こすと，中足骨断端部は潰瘍を形成しやすくなる．我が国では約50％の糖尿病患者が末梢神経障害(peripheral neuropathy；以下，PN)を持つとされ[2]，PNのある患者は健常人やPNのない糖尿病患者に比べ足趾変形を生じやすく，歩行時の足底のピーク圧が上昇し胼胝を形成する．足趾切断によりさらに変形が進んでも，知覚神経障害から疼痛を感じないため容易に潰瘍を形成する

---

* Miki FUJII，〒160-0023　東京都新宿区西新宿6-7-1　東京医科大学形成外科学分野，准教授

（神戸分類タイプ1[3]）．1年半前にMTP関節部を含めた母趾切断術を受けたPNを持つ糖尿病患者25人を調べた研究では，第2趾，第3趾の順に足趾変形を生じていた．68％の患者が足趾に潰瘍を再発し，潰瘍再発部位は切断した母趾の断端足底面，ハンマートゥ変形をした第2趾DIP関節背面の順に多かった[4]．第2趾の切断は，隣接する母趾の外反変形と母趾・第3趾の潰瘍を生じる．第2趾を切断した23人の患者のうち，半数は平均期間20±11月で母趾，第3趾の内側に潰瘍を形成し，71％で外反母趾変形を生じたという報告もある[5]．虚血のある患者でも，足趾切断術後の変形は軽微な外傷の原因となり，潰瘍再発のリスクを上昇させる．2013年10月から2019年12月までに筆者が治療した虚血性潰瘍患者75例では，半年以内に23例（30.1％）に足趾潰瘍の再発を認めた．そのうち，血管の再狭窄に起因するものが16例，足趾変形によるものが7例（同側は2例）であった．糖尿病患者では，糖尿病がない患者に比べ9.7倍再発しやすいことがわかった[6]．このように，足趾切断術は外見上の変形だけでなく足のバイオメカニクスを変え，他部位に潰瘍を形成させる原因となる．実際の症例を提示する．

症　例

症例1：45歳，男性．1型糖尿病
左末梢神経障害性足潰瘍（神戸分類タイプ1）
<現病歴>
数年前，左足潰瘍に対し他院で第1～4趾切断術および植皮術を受けた．最近になり植皮部に潰瘍を形成したため受診した．通常の靴を履いて生活していた．初診時，左第2趾切断端部に骨露出を伴う潰瘍を認めた（図1-a）．足部単純X線写真では第1～5趾は中足骨骨幹部で切断されていたが（図1-d），第1，2趾は第3，4趾と比較して突出していた．末梢神経障害を認め，足背，後脛骨動脈の拍動は良好であった．

<潰瘍形成の原因>
第1中足骨底部に停止する前脛骨筋は温存されていたため，足関節の背屈は可能であった．第3，4趾に比べ第1，2趾の中足骨が長く，また第2趾中足骨断端は細く突出している．歩行で踏み返しを行えば突出した第1，2中足骨断端部に最も荷重がかかるが，フットウェアを使用しておらず，末梢神経障害により疼痛も感じないため突出した第2趾先端が薄い植皮を破って潰瘍を形成したと考えられた．

<治　療>
第3，4趾の中足骨長に合わせてアライメントを整えるように第1，2趾中足骨を切断した（図1-b）．本人は第5趾の温存を望んだが，潰瘍再発のリスクが高いことを説明し，第5趾も同様の長さに合わせて切断した．中足骨を切断したことで足底皮弁に余裕ができ，全ての中足骨断端部を厚い足底皮弁で覆うことができたため，わずかに残存する植皮部はそのままにして閉創した．
術後は変形にあったフットウェアを作成し歩行しているが，術後1年再発を認めていない（図1-c，e）．

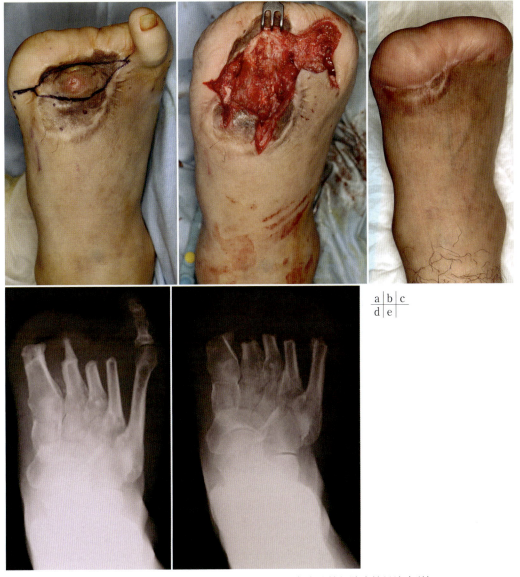

図 1. 症例 1：45 歳，男性．1 型糖尿病．左末梢神経障害性足潰瘍（神戸分類タイプ 1）

a：術前．左第 2 趾切断部に一致する植皮上に骨に達する潰瘍を形成していた．
b：術中所見．第 3, 4 趾の中足骨長に合わせてアライメントを整えるように第 1, 2 趾中足骨を切断した．潰瘍再発のリスクが高いため第 5 趾も同様の長さに切断した．
c：術後 1 年．変形にあったフットウェアを作成し歩行し再発を認めていない．
d：術前足部単純 X 線写真．アライメントが悪いことがよくわかる．第 2 趾中足骨断端は細く突出していた．
e：術後足部単純 X 線写真．アライメントのよい状態に整えることができた．

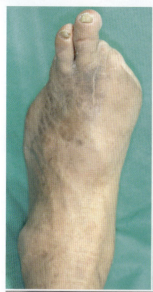
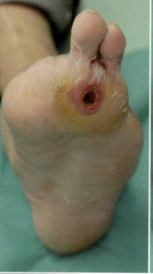
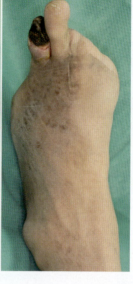
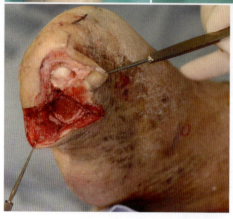

図 2-a〜d.
症例 2：42 歳，男性．2 型糖尿病，透析．左末梢神経障害性潰瘍(神戸分類タイプ 1)および左虚血性潰瘍(神戸分類タイプ 2)

a，b：初診時所見．左第 3 趾中足骨頭部底部に胼胝下潰瘍(神戸分類タイプ 1)を認めた．中央は黒色壊死を生じていたが，骨には達していなかった．
c：初診から 1 年後．左第 4 趾先端に虚血性潰瘍を生じていた(神戸分類タイプ 2)．
d：術中所見．末梢血行再建術後に第 3，4 趾切断術を施行した．

症例 2：42 歳，男性．2 型糖尿病，透析
左末梢神経障害性潰瘍(神戸分類タイプ 1)および左虚血性潰瘍(神戸分類タイプ 2)

＜現病歴＞

他院で数年前に第 1，2，5 趾切断術を受けた．術後しばらくしてからはずっと足底に胼胝を自覚していたが，最近になり潰瘍を形成したため当科を受診した．第 3 趾中足骨頭下に胼胝下潰瘍を認めた(図 2-a, b)．足部単純 X 線写真では第 1 趾の中足骨頭は完全に切除され，第 2 趾の中足骨頭も部分的に削除されていた(図 2-h)．足背，後脛骨動脈は微弱だが触知可能で，SPP は 40 mmHg であった．潰瘍中心は壊死していたが，骨には達していなかったためフットウェアによる免荷を行い潰瘍は治癒した．その後はしばらく受診が途絶えていたが，半年後に左第 4 趾先端に黒色壊死を生じたため受診した(図 2-c)．SPP は 20 mmHg と低下していた．

＜潰瘍形成の原因＞

最初の潰瘍は，第 1，2 趾の中足骨頭が切断術により消失したため，歩行での踏み返し時の Peak 圧が隣接する第 3 趾中足骨頭に加わり，第 3 趾中足骨頭部底面に胼胝下潰瘍(神戸分類タイプ 1)を形成したと考えられる．骨には達しておらず，血

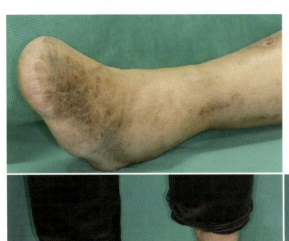
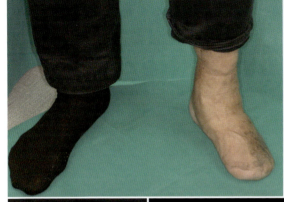
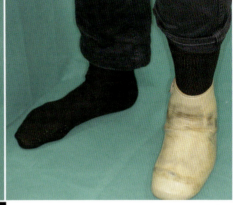
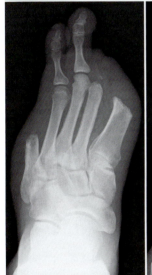
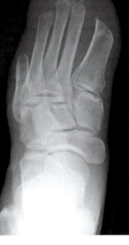

図 2-e〜i.
症例 2：42 歳，男性．2 型糖尿病．透析．左末梢神経障害性潰瘍（神戸分類タイプ 1）および左虚血性潰瘍（神戸分類タイプ 2）
　e〜g：術後 2 年．足関節上までのフットフェアを作成し歩行しているが再発を認めていない．
　h：術前足部単純 X 線写真．左第 1 趾は中足骨頭の基部で，第 5 趾は骨幹部末梢で切断されていた．第 2 趾も中足骨頭が削除されていた．
　i：術後足部単純 X 線写真．アライメントのよい状態に整えることができた．

流も保たれていたため，フェルトによる免荷で潰瘍は治癒し，以後は第 3 趾底面に潰瘍は再発しなかった．1 年後，突出した第 4 趾に生じた軽微な外傷から壊死を生じた（神戸分類タイプ 2）．虚血が進行していたことが外傷が治癒せずに壊死に至った原因の 1 つと考えられた．骨に達していたため，末梢血行再建術後に第 4 趾切断術を行う計画とした．

＜治　療＞
　遠位バイパス術により血流が回復したのち，手術を計画した．第 3 趾は潰瘍の再発を認めていなかったが，残すことは再発のリスクが高いと考え第 3，4 趾切断術を行いアライメントを整えた（図 2-d, i）．足は回外し足関節の背屈制限を生じていたため，足関節までのフットウェアとインソールを作成した（図 2-e〜g）．以後は再発を認めていない．

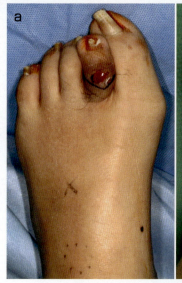
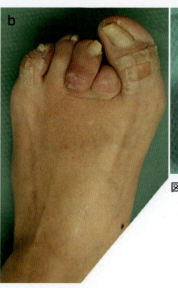

図 3. 症例 3：49 歳，女性．2 型糖尿病，透析．左第 2 趾末梢神経障害性潰瘍
 a：手術時所見．ハンマートゥ変形により突出した左第 2 趾 PIP 関節背面に骨に達する潰瘍を認めた．
 b，c：5 年後の状態．切断した第 2 趾に隣接する第 1，3 趾が最も強い変形を生じ，第 3 趾 PIP 関節背面には胼胝下潰瘍を生じていた．

症例 3：49 歳，女性．2 型糖尿病，透析．左第 2 趾末梢神経障害性潰瘍

＜現病歴＞

ハンマートゥ変形により突出した左第 2 趾 PIP 関節背面に骨に達する潰瘍を認めたため，基節骨骨幹部での切断術を施行した（神戸分類タイプ 1）（図 3-a）．足背，後脛骨動脈の拍動は良好であった．5 年後，すべての足趾で変形が進行していた．最も強い変形は隣接する母趾と第 3 趾で生じており，ハンマートゥ変形を生じた第 3 趾 PIP 関節背面には胼胝下潰瘍を生じていた（図 3-b，c）．

最後に

足趾切断術を行う際は，早期の創傷治癒を得ることを目標とするだけでなく，患者個々の ADL と歩行状態を鑑みる必要がある．歩行可能な患者においては歩行しても潰瘍が再発しにくい形にアライメントを整える必要がある．また崩れたアーチを補正しズレと圧を調整できるフットウェアの装着が必須である．

本論文について他者との利益相反はない．

参考文献

1) Armstrong, D. G. et al.：Diabetic foot ulcers and their recurrence. N Engl Med. 376：2367-2375, 2017.
   Summary 糖尿病患者は 1 年以内に約 40％が足潰瘍を再発することを示した論文．
2) 細川和広：糖尿病合併症の疫学研究の現状と課題 神経障害と足病変を中心に．糖尿病合併症．19：35-36, 2006.
   Summary 日本人における末梢神経障害の実態を記載した論文．
3) Terashi, H., et al.：Total management of diabetic foot ulcerations—Kobe classification as a new classification of diabetic foot wounds. Keio J Med. 60：17-21, 2011.
   Summary 糖尿病性足潰瘍を病因により 4 つのタイプに分類した論文．
4) Quebedeaux, T. L., et al.：The development of foot deformities and ulcers after great toe amputation in diabetes. Diabetes Care. 19：165-167, 1996.
   Summary 母趾切断後に生じる足趾変形と潰瘍発生についての研究．
5) Unterfrauner, I., et al.：Ulcer occurrence on adjacent toes and hallux valgus deformity after amputation of the second toe in diabetic patients. J Orthop Surg Res. 18：99, 2023.
   Summary 第 2 趾切断後に生じる足趾変形と潰瘍発生についての研究．
6) Fujii, M., et al.：Predictive factors for limb salvage and foot ulcer recurrence in patients with chronic limb-threatening ischemia after multidisciplinary team treatment：a six year Japanese single-center study. Int J Low Extrem Wounds. 22：722-732, 2023.
   Summary 日本の単施設でのチームにおける 6 年間の虚血性潰瘍患者の治療と再発率を示した論文．

PEPARS

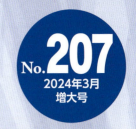

No.**207**
2024年3月
増大号

皮弁挙上に役立つ解剖

編集 日本医科大学 准教授 梅澤 裕己

2024年3月発行　B5判　160頁
定価5,720円（本体価格5,200円＋税）

皮弁による再建を計画、デザインする際に押さえておきたい解剖を部位別に詳述！さらに、解剖的知識にとどまらず、皮弁外科のトップランナーの執筆陣が挙上のコツとpitfallを伝授します！

目 次

頭部の皮弁挙上のコツ	中川　雅裕 ほか
眼瞼再建に用いる皮弁挙上	小島　空翔 ほか
鼻・口唇の皮弁挙上	遠藤　淑恵 ほか
上腕の皮弁挙上	工藤　俊哉
前腕の皮弁挙上	大﨑　健夫 ほか
手部の皮弁挙上	小野　真平
前胸部の皮弁挙上	久冨健太郎 ほか
背部の皮弁挙上 —肩甲皮弁，肩甲骨弁，広背筋皮弁—	小野寺　文 ほか
腹部の皮弁挙上	冨田　祥一 ほか
鼠径部の皮弁挙上 —鼠径皮弁からSCIP皮弁へ—	山本　匠 ほか
殿部の皮弁挙上	立花　岳 ほか
大腿部前面の皮弁挙上	近藤　曉
大腿部後面の皮弁挙上	近藤　曉
下腿の皮弁挙上	石田　勝大 ほか
足部の皮弁挙上	永松　将吾 ほか

さらに詳しい情報と各論文のキーポイントはこちら！

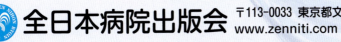

全日本病院出版会

〒113-0033　東京都文京区本郷 3-16-4　Tel：03-5689-5989
www.zenniti.com　Fax：03-5689-8030

◆特集/下肢切断を知る

Ⅱ．切断術の実際
リスフラン関節離断・ショパール関節離断

田沼貴大*1 佐藤智也*2 佐藤弘樹*3 市岡 滋*4

Key Words：リスフラン関節離断(Lisfranc amputation)，ショパール関節離断(Chopart amputation)，包括的高度慢性下肢虚血(chronic limb-threatening ischemia)，遊離皮弁(free flap transfer)

Abstract 糖尿病性足潰瘍や包括的高度慢性下肢虚血による潰瘍では，切断レベルにより歩行機能が異なり，なるべく下肢長を温存することで ADL の維持につながる．本稿ではリスフラン関節とショパール関節レベルでの切断について，手術方法や術前・術後管理を解説する．適応は，皮膚・軟部組織の欠損が MTP 関節より近位の場合で，断端の閉鎖に必要な正常組織が残っている場合である．手術は原則として 2 期的に行い，初回手術で十分な感染コントロールを行う．血流評価後，必要に応じて血行再建を行う．術後は感染管理を行い，最終的な切断レベルを決定する．皮膚が不足する場合は遊離皮弁移植が考慮される．術後の足部変形や再発予防にはカスタムメイドフットウェアが有効である．定期的なフォローが重要で，創を作らせないための患者教育も求められる．

はじめに

足部切断に至る原因は糖尿病性足潰瘍からの感染，虚血による潰瘍，外傷，またそれらがオーバーラップしているものまで様々である．下肢の切断レベルにより，歩行機能予後は大きく変わる．ショパール関節離断では歩行維持率80%である一方，下腿切断では40%と報告されている[1]．特に踵を残すことは重要であり，可能な限りより遠位での断端形成をすることが望ましい．本稿ではリスフラン関節，ショパール関節レベルでの足部切断について，我々が行っている手術方法，術前検査や治療，術後管理，装具での再発予防を含め解説する．

ショパール関節離断，リスフラン関節離断の適応

ショパール関節離断，リスフラン関節離断の適応となるのは，デブリードマン後の皮膚・軟部組織欠損が中足趾節関節(以下，MTP 関節)より近位，かつリスフラン関節・ショパール関節より遠位のものである．足部単純 X 線と創部を比較し，ショパール関節・リスフラン関節で離断した場合，断端形成するのに十分な正常軟部組織，皮膚が残っているかどうかを判断することが重要である．皮膚軟部組織が足りず，露出した骨を被覆できない場合は下腿切断など，より近位での切断を選択する．あるいは切断端を開放したままにする，いわゆる guillotine amputation を行い，遊離皮弁で被覆する方法もある．

リスフラン関節離断・ショパール関節離断の手順

1．初回のデブリードマン

リスフラン・ショパール関節離断の適応となる創は，壊死性筋膜炎などの重症感染症や，CLTI

---

*1 Takahiro TANUMA，〒350-0495 埼玉県入間郡毛呂山町毛呂本郷 38 埼玉医科大学形成外科，助教
*2 Tomoya SATO，同，准教授
*3 Hiroki SATO，同，助教
*4 Shigeru ICHIOKA，同，教授

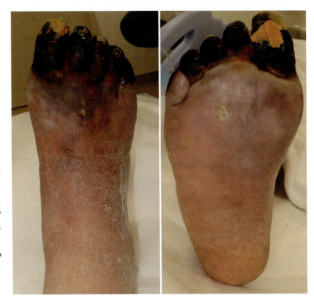

図 1.
73歳，女性．糖尿病，慢性腎臓病ステージG3a，高血圧，脂質異常症の既往がある．3か月前から右足趾に安静時疼痛が出現し，その後，壊疽となった．全足趾が黒色壊死となっており，足背部の皮膚のチアノーゼが強い．足底側も第Ⅴ趾を除きMTP関節まで黒色壊死となっている．

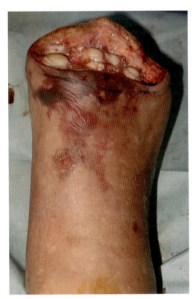

図 2. 初回デブリードマン直後の状態
全足趾をMTP関節で離断した．チアノーゼの見られた足背の皮膚は温存した．

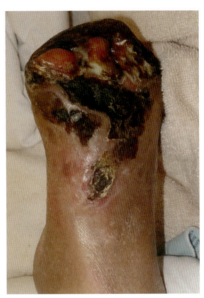

図 3. 初回デブリードマンから1週間後の状態
チアノーゼの見られた足背の皮膚は黒色壊死となっているが感染徴候は見られない．

による広範囲の壊疽を伴う症例がほとんどである．このような症例を一期的に閉鎖すると，感染や断端の血流不全により離開することが多いため，我々は2期的な閉鎖を原則としている．まず感染コントロール目的，あるいは血行再建後の感染予防のため，初回手術でデブリードマンを行う．麻酔は，糖尿病性神経障害が強く，痛みを感じにくい場合は足関節ブロックで行う．疼痛が強い場合は大腿神経ブロック・坐骨神経ブロックや全身麻酔下に行うこともある．CLTIを合併している恐れがある場合は，動脈へのダメージを考慮し原則としてターニケットは使用していない．初回は壊死組織の除去とドレナージを目的とし，正常組織の損傷は最小限になるようにする（図1～3）．

2．血流の評価・血行再建

壊疽を伴う場合，潰瘍の周囲に淡い紅色の輪が取り囲む red ring sign を認めた場合や，ドップラーエコーでの動脈の聴取が微弱である場合は CLTI による壊疽を疑う．断端が治癒するかを評価する上で皮膚灌流圧（skin perfusion pressure；SPP）や経皮酸素分圧（transcutaneous oxygen tension；TcPO$_2$）が有効とされている．下肢に発生した創傷が治癒するために必要な SPP 値，TcPO$_2$ 値はいずれも 40 mmHg とされている．ただし感染や浮腫が見られる場合は測定誤差を生じることがあるので注意する．我々は血管造影を積極的に行い，断端形成をする部位の血流が十分にあるかを視覚的に確認している．血管造影の結果次第で，外科的バイパス術（bypass surgery；BSX）または血管内治療（endovascular therapy；EVT）のどちらかを選択し，血行再建術を行っている．

CLTI 症例においてより遠位で下肢を温存するためには形成外科単独ではなく，血管外科，循環器内科とも連携しながら加療を進めていく必要がある．BSX と EVT の選択に関しては，2022 年の日本循環器学会・日本血管外科学会合同ガイドライン[8]で BSX が可能な症例に対しては EVT より自家静脈を用いた BSX が推奨されているが，実際には透析患者や動脈硬化病変が強い患者など条件は異なり，一概には言えず，個々の症例で検討する必要がある．BSX の適応は一般的には患肢の病態を創部，虚血，感染の 3 つの点から評価し臨床重症度を決定する WIfI 分類で救肢適応を判断し，適応と判断された場合，GLASS（global limb anatomic staging system）分類による動脈病変の staging を行い決定する[8]．

EVT の適応となった場合，原則として足首以下（below-the-ankle；BTA）領域や膝下（below-the-knee；BTK）領域まで治療を行っている．膝下領域の EVT の効果については意見が分かれるところであるが，最近では有効性を示す報告も増えている．BTA 領域への EVT を行うと 1 年後の創傷治癒率と創傷治癒までの期間が改善するとの報告[9]や，BTK 領域に加え BTA 領域への治療を追加した方が 1 年後の標的血管の再狭窄・再閉塞率がより低いとの報告[10]があり，今後 BTA 領域への EVT も患者の長期予後を改善させる一手になり得るだろう．

大血管の血流は問題ないが創部の治癒がなかなか得られない場合は血行再建術以外の補助療法として，高気圧酸素療法や LDL 吸着療法を行う場合もある．LDL 吸着療法は日本の治験データが論文化されており，経過中の創傷治癒，非治癒に関わらず，創傷サイズの縮小が認められた[7]．

図 4 は図 1 の症例の血管造影所見である．浅大腿動脈，前脛骨動脈，後脛骨動脈がいずれも閉塞しており，壊疽に至った前足部に血流は見られなかった．浅大腿動脈，前脛骨動脈に EVT を行い，下腿遠位部まで拡張された．側副血行路を介して足底部の血流は改善したが，足背部はリスフラン関節付近までしか血流が見られなかった（図 5）．

3．血行再建後の wound bed preparation，感染管理

血行再建から皮膚軟部組織の血流が回復するまで 4～6 週間程度要する．我々は血行再建後も wound bed preparation を継続し，壊死する部分と生存する部分の境界が明瞭になるまで待ち，血管造影所見を参考に最終的な切断レベルを決定する．足関節以遠の血流再開が得られない場合，足部切断は困難と考えられる場合は下腿切断などを考慮する．血行再建術後，感染徴候のなかった乾燥した壊死組織の深部に潜伏していた細菌が，血流が改善し創部に栄養が施されることで細菌増殖の温床となり，感染が増悪する場合がある[4,5]．さらに筋膜や腱組織に沿って上行性に感染が波及し[6]，感染制御ができず予定より高位での切断となることもある．血行再建術後には採血データや創部の確認を怠らないようにすべきである．

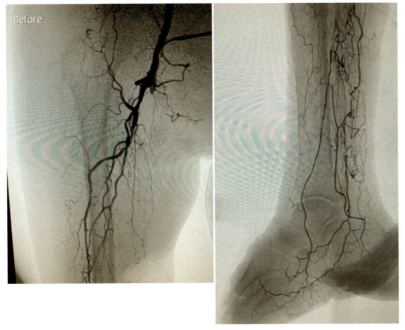

図 4. EVT 前の血管造影所見
浅大腿動脈,前脛骨動脈,後脛骨動脈が閉塞し,側副血行路を介して足底動脈が造影されている.

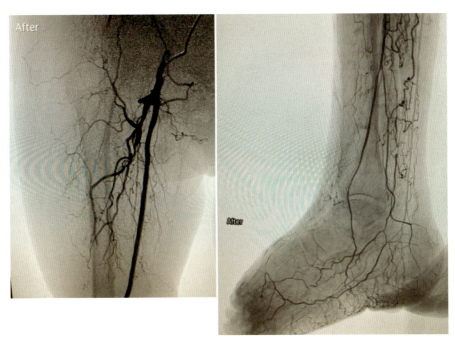

図 5. EVT 後の血管造影所見
浅大腿動脈と前脛骨動脈が下腿遠位部まで拡張されており,足底部の血流が改善している.足背部はリスフラン関節付近より末梢は血流が見られない.

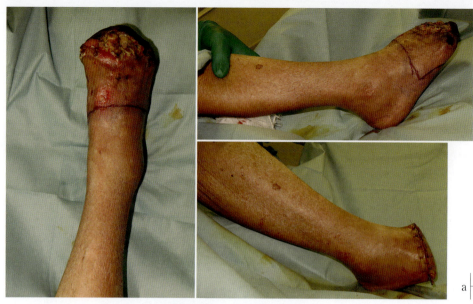

図 6. EVT 後の創部の所見

壊死組織は除去され，肉芽形成が一部見られる．皮膚軟部組織の血流は改善していると判断し，リスフラン関節離断を行った．潰瘍部を避け，できるだけ遠位でフィッシュマウス型に切開線をデザインした(a, b)．デザインに沿って皮膚軟部組織を切開し，リスフラン関節で離断した．その際，術後の内反変形を防ぐため短腓骨筋腱の停止部であり第Ⅴ中足骨基部を温存した．皮膚軟部組織をトリミングし，足底側の荷重部に縫合線がこないよう縫合した(c)．

4．リスフラン・ショパール関節離断の手技の実際

A．デザイン

被覆に使う皮膚軟部組織を温存するため，健常な皮膚のぎりぎりで皮切ラインをフィッシュマウス型でデザインするようにする．縫合線が足底荷重部にかからないよう，やや足底側の皮弁を長くする(図6-a, b)．第Ⅴ中足骨基部には短腓骨筋，第Ⅰ中足骨基部には長腓骨筋がそれぞれ停止しており，足部を外反させている．これらを温存することで，術後歩行する上で，内反変形を起こす可能性を低くすることができる．

B．皮膚切開

皮膚切開は背側から進め，骨に到達したら骨膜上で皮膚，軟部組織を挙上する．

C．関節離断

リスフラン(またはショパール)関節に到達したら，内側は第Ⅰ，外側は第Ⅴ趾から靭帯を切離していく．この際，離断後より安定した血流を得るために，第Ⅰ．Ⅱ趾の中足骨間を走行する足背動脈を温存する．底部も離断した関節で骨膜上に入り，骨と軟部組織を切離する．皮膚軟部組織をトリミングし，縫合線が足底側の荷重部にかからないよう調整する(図6-c)．

D．洗浄とドレーン留置，閉創

生理食塩水1L程度で洗浄し，止血を確認後内側からドレーン留置し，皮下縫合，真皮縫合，表皮縫合をそれぞれし，閉創する．

5．ショパール関節・リスフラン関節を被覆する皮膚が足りない場合

断端形成するのに皮膚軟部組織が足りない場合は下腿切断の適応となるが，条件が整えば遊離皮弁移植で欠損部を再建し，下肢を温存することが可能である．糖尿病足病変の患者は心疾患，腎疾患など多くの内科的合併症を有することが多く，さらにCLTIの患者の場合は動脈硬化も強く，血管吻合の難易度も高い．当院では患者との意思疎通が可能で救肢を強く望んでいること，長時間の手術に耐え得る全身状態であること，創部付近に血管吻合可能な動脈，静脈が存在すること，創部

図 7.
症例：56 歳，男性
2 年前から糖尿病治療を自己中断しており，1 か月前靴擦れによる傷を自覚していた．その後疼痛が増悪し受診した．壊死性筋膜炎と診断され緊急手術を行った．足背に中足骨まで達する潰瘍があり，第Ⅲ趾はチアノーゼを呈していた．第Ⅱ，Ⅲ趾間の足底側に水疱形成を認めた．

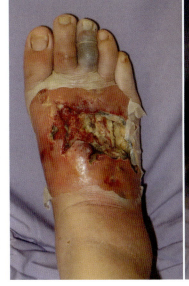
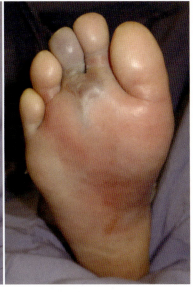

図 8.
症例
デブリードマン後の状態．ショパール関節上まで足背部の軟部組織欠損があり，断端形成は困難であった．

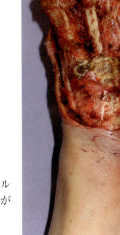
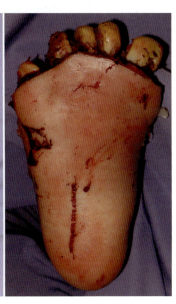

の感染が制御されていること，これらすべてを満たす症例で遊離皮弁移植を選択している[12]．

提示した症例（図 7～10）は遊離皮弁で下肢を温存した症例である．足部の壊死性筋膜炎で，デブリードマンするとショパール関節で断端形成するには軟部組織が不足していた．血管造影で虚血を認めず，全身状態も良好であった．欠損部を右肩甲皮弁で再建し下肢を温存した．

6．術後管理

術後の安静度は患肢免荷で，翌日から車椅子乗車許可としている．2 週間後の抜糸までは患肢免荷継続し，抜糸後は踵荷重を許可，歩行に関しては装具作成してからとしている．リスフラン関節離断，ショパール関節離断後の症例では果義足や短下肢装具を作成することが多い．

7．退院後のケア

糖尿病足病変患者の再発率は 1 年間で 40％と非常に高いとの報告がある[2]．原因に関しては患者自身のコンプライアンス不良による装具の未装着や歩行時の測定圧の異常が関連することが明らかになっている[3]．足関節底屈拘縮の予防には理学療法士が可能な限り早期より介入することが望ましい．義足採型時よりも足関節可動域制限が進行

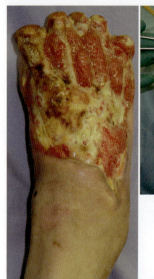
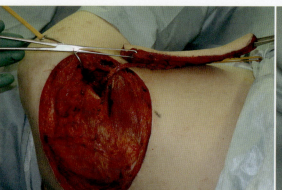
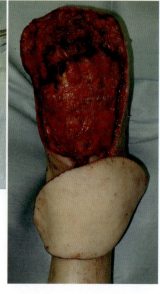
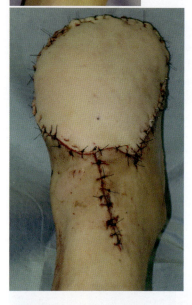

図 9.
症例
Wound bed preparation を行い，感染がコントロールされたことを確認し遊離肩甲皮弁で再建した．

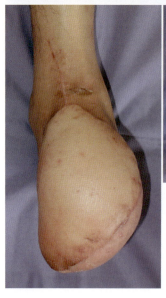
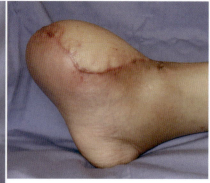

図 10.
症例：術後 3 か月の状態

すると良好なアライメント設定が困難となるからである[11]．退院後も装具外来で定期的にフォローし，装具の調整や，新たな傷ができていないかを確認をしている．断端ケアで最も重要なことは創を作らせないようにどう予防するかである．切断者に対し断端ケアの重要性，創の予防および対処方法について指導することが求められる．

まとめ

リスフラン・ショパール関節離断について解説した．切断の手技自体は難しくはないものの，切断後の歩行機能の維持には装具療法やリハビリテーションが必須である．また再発予防のための患者教育や，定期的な外来でのフォローアップも欠かせない．

参考文献

1) 辻 依子ほか：重症下肢虚血患者における下腿切断レベルによる歩行機能への影響．日形会誌．30：670-677，2010．
   Summary 下肢の切断レベルによって歩行機能が異なることを示した論文．
2) Armstrong, D. G., et al.：Diabetic foot ulcers and their recurrence. N Engl J Med. 15：2367-2375, 2017.
3) Bus, S. A., et al.：Guidelines on the prevention of foot ulcers in persons with diabetes(IWGDF 2019 update). Diabetes Metab Res Rev. 36：e3269, 2020.
   Summary 海外の代表的な糖尿病性足病変に関するガイドライン．
4) 三井信介：看護師が理解しておきたい足病変の診断と治療 動脈性足病変．Nursing Mook. 59：54-61, 2010．
5) 西尾祐美ほか：血行再建術後の感染増悪により大切断に至ったCLI症例の患者因子の検討～特に周術期CRP値の重要性について～．創傷．5(4)：189-193, 2014．
6) 寺師浩人：第5章 足の部分切断．足の創傷をいかに治すか．市岡 滋ほか編．143-155, 克誠堂出版, 2009．
7) Kobayashi, S., et al.：A novel low-density lipoprotein/fibrinogen apheresis method for chronic limb-threatening ischemia in patients with poor options for revascularization：A multicenter, single-arm clinical trial. Ther Apher Dial. 27(2)：361-369, 2023.
8) 東 信良ほか：末梢動脈疾患ガイドライン(日本循環器学会/日本血管外科学会合同ガイドライン) 2022年改訂版, 2023/3/27. (https://www.j-circ.or.jp/cms/wp-content/uploads/2022/03/JCS2022_Azuma.pdf)
   Summary CLTIをはじめとする末梢動脈疾患の診断，治療についての包括的なガイドライン．
9) Nakama, T., et al.：Clinical outcomes of pedal artery angioplasty for patients with ishemic wounds：results from the multicenter RENDEZVOUS registry. JACC Cardiovasc Interv. 10(1)：79-90, 2017.
10) Teymen, B., Akturk, S.：Comparison of drug eluting balloon angioplasty to infrapopliteal artery critical lesions with or without additional pedal artery angioplasty in patients with diabetes mellitus and critical limb ischemia. J Interv Cardiol. 31(3)：400-406, 2018.
11) 豊田 輝ほか：足部切断・離断者に対する理学療法．理学療法．32：334-342, 2015．
    Summary 足部切断患者の理学療法について，評価法と生活指導も含めて解説している．
12) 石川昌一ほか：【足を診る】Ⅱ．糖尿病足病変の治療の実際 閉創手術の実際 ③皮弁による閉創 PEPARS．200：55-62, 2023．
    Summary 糖尿病性足潰瘍に対する遊離皮弁のポイントについて解説している．

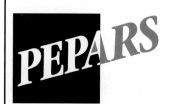

◆特集/下肢切断を知る
Ⅱ．切断術の実際
踵部での切断
―Pirogoff 切断変法(Langeveld 法)および Syme 切断―

大野義幸[*1]　山本恭介[*2]

Key Words: 包括的高度慢性下肢虚血(comprehensive limb threatening ischemia), サイム切断(Syme amputation), 改良ピロゴフ切断(modified Pirogoff amputation), 下肢切断(limb amputation), 糖尿病性足病変(diabetic foot), 重症下肢虚血(critical limb ischemia)

Abstract　包括的高度慢性下肢虚血(CLTI)症例ではしばしば切断手術を要する．中足切断までにとどめられない場合，下腿切断以上の大切断を行う前に踵部での切断(＝足関節部での切断)を十分検討する必要がある．我々は踵部での切断として Pirogoff 切断変法(Langeveld 法)，または Syme 切断を積極的に行うようにしている．これら踵部での切断手術は下肢切断手術の中でも技術的難易度が高いとされている．特に内側の後脛骨動静脈(CLTI 症例では動脈硬化，狭窄などの血管病変が存在している)および脛骨神経からなる神経血管束を損傷しないように骨膜下に剝離する手技を徹底する必要がある．Pirogoff 切断変法では脛骨と踵骨の骨切りおよび骨接合手技も要求される．術前には下肢の血流評価を中心とした術前評価は重要で，血流障害がある場合には術前の血流改善治療(外科的バイパス手術，血管内治療，吸着式血液浄化治療(レオカーナ®など)の実施や，基礎疾患治療を同時に行う必要があり，関連する他科との協力体制が重要である．

はじめに

包括的高度慢性下肢虚血(以下，CLTI)症例に対して，しばしば下肢切断を余儀なくされる．中足切断までにとどめられない場合には，Lisfranc 切断，Chopart 切断，Syme 切断，下腿切断，膝離断，大腿切断と順次，より高位の切断を選択することとなる．筆者はこの切断アルゴリズムの中に，可能な症例には Pirogoff 切断変法(Langeveld 法)[1)2)]，(以下，P 変法)を実施し，P 変法が困難な場合には，何とか Syme 切断[3)4)](以下，S 法)にとどめるように試みてきた．踵部での切断(＝足関節部での切断)として我々が行っている P 変法あるいは S 法を記述する．

術前準備

術前に足背，足底の血流評価は必須である．足部の触診による皮膚温の観察に加えて，触診による足背動脈，後脛骨動脈の評価を必ず行い，触診ではっきりしなければサウンドドップラーでの動脈音の評価を行い，さらに ABI，SPP，あるいは $TcPO_2$ の検査の1つは行っておく．SPP あるいは $TcPO_2$ で 40 mmHg 以上が望ましく，それを下回る場合には，外科的バイパス手術，あるいは血管カテーテルによる血管内治療(Endovascular treatment(EVT)，Percutaneous transluminal angioplasty(PTA))を依頼し，足部の血流を改善してから切断手術を実施するのが望ましい．踵部切断を成功させるには踵部の皮膚血流が重要であり，術直前のサウンドドップラーで後脛骨動脈音の聴取が困難な症例は適応としていない．

[*1] Yoshiyuki OHNO, 〒500-8323　岐阜市鹿島町 7-1　岐阜市民病院形成外科，科長
[*2] Kyosuke YAMAMOTO, 同病院整形外科，医員

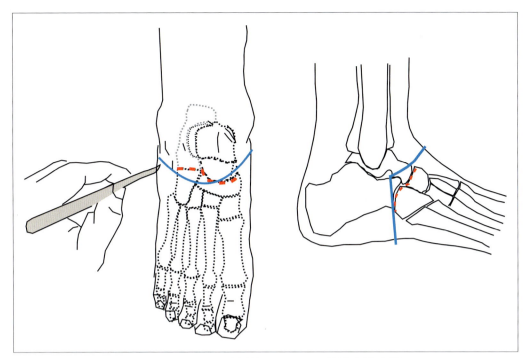

図 1. 皮切デザイン（青線），Chopart 関節離断（赤破線）
足関節の内，外果先端から 1～1.5 cm 遠位，1～1.5 cm 前方の 2 点を起点として Fish-mouth 様に足背側，足底側に 2 枚の皮弁をデザインする．
Pirogoff 切断変法（Langeveld 法）では Syme 切断よりもやや皮弁に余裕を持たせてデザインする．

手術手技

1．セッティング

麻酔は麻酔科依頼の場合も，自科麻酔の場合にも，下肢伝達麻酔（膝窩近位部での坐骨神経伝達麻酔と足関節内果部またはより近位での伏在神経伝達麻酔）を行うことが多い．使用薬剤は長時間作用性局所麻酔薬のロピバカインを使用している．術後の鎮痛，血管攣縮予防，局所安静の点で有用と考えている．駆血はできるだけ行わないようにしているが，必要な場合には下腿遠位部で駆血できるように清潔ターニケットを準備しておく．抗血栓薬は基本的に中止していない．

2．皮　切

皮切デザイン（青線）（図 1）
Chopart 関節離断（赤破線）（図 1）
P 変法および S 法のいずれも，成書ならびに文献には，足関節内果，外果それぞれの先端からの 1～1.5 cm 遠位，かつ 1～1.5 cm 前方の 2 点を起点として Fish-mouth 様に足背側，足底側に 2 枚の皮弁をデザインすると記載されている．P 変法では踵骨を温存するため，幾分，足底側に長い皮弁が必要であり，特に足底側では踵部の脂肪体により皮弁が分厚くなるため，足背側の皮弁との間に段差を生じやすい．そのため，足背側，足底側の両方の皮弁作成の際に，S 法の皮切よりも幾分余裕をもって皮切線を置くようにしている．具体的には，足背側では距舟関節レベルを通る皮切線とし，足底側では踵立方関節レベルを越える皮切線としている．P 変法では一旦 Chopart 関節離断を行ってから距骨を摘出する手技で行っている．P 変法を断念し，当初から S 法を実施する場合は，足背部のアプローチから距腿関節包を切開し，距骨・踵骨を一塊として剝離に取り掛かる場合もある（後述，図 3）（図 1）．

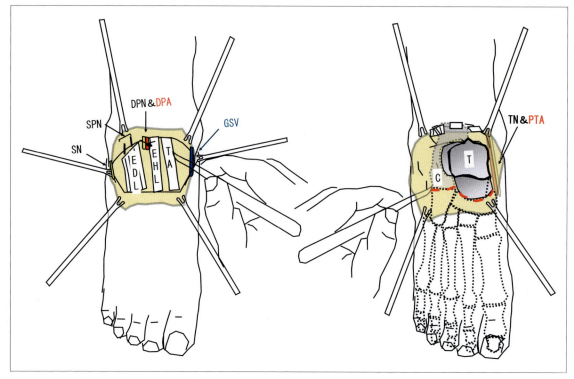

図 2. 深部の展開
伸筋支帯は近位に可及的に温存し，大伏在静脈，伏在神経も極力温存する．足背動静脈は結紮・切離し，深腓骨神経，浅腓骨神経，腓腹神経は鋭的に切離し，近位に後退させる．前脛骨筋腱，長母趾伸筋腱，長趾伸筋腱，第3腓骨筋腱は皮切レベル近傍で切離．距踵舟関節包，踵立方関節包を切離し，Chopart関節を離断する．
図中；DPN：深腓骨神経　　DPA：足背動脈　　SPN：浅腓骨神経　　SN：腓腹神経
　　　GSV：大伏在静脈　　TN：脛骨神経　　PTA：後脛骨動脈　　T：距骨
　　　C：踵骨　　EDL：長趾伸筋腱　　EHL：長母趾伸筋腱　　TA：前脛骨筋腱

3．深部への展開

　足背側では長母趾伸筋腱の外側で前脛骨動静脈および深腓骨神経を同定し，動静脈は結紮，切離し，神経は鋭的に切離して有痛性断端神経腫にならないように，断端は十分，近位に退縮させる．外側に展開を広げ，浅腓骨神経，腓腹神経を確認し，鋭的に切離して同様に近位に退縮させる．内側浅層では大伏在静脈，伏在神経は可能であれば剥離，温存する．前方の展開で骨膜，靱帯に沿って剥離し，距舟関節，踵立方関節を確認し，それぞれ距踵舟関節包，踵立方関節包を切開し，Chopart関節を離断する．Chopart関節裂隙を開大しながら内側，外側，底面は骨膜下に骨に沿って全周性に剥離してゆく．P変法およびS法の両者に共通する最も重要なポイントは，特に内側での剥離操作の際には後脛骨動静脈および脛骨神経からなる神経血管束を損傷しないことである．後脛骨動静脈および脛骨神経からなる神経血管束は解剖図を参照すると，長趾屈筋腱の後方を走行し，距骨後縁，踵骨内側縁に極めて近接して走行しており，いずれも屈筋支帯の深層に存在することに着目する必要がある．通常の皮弁を起こす要領で筋膜上，あるいは筋膜下での剥離を進めると，後脛骨動静脈からの皮膚への分枝はもちろん，本幹そのものを損傷してしまう確率が高くなる．したがって，距骨，踵骨の内側の剥離操作は

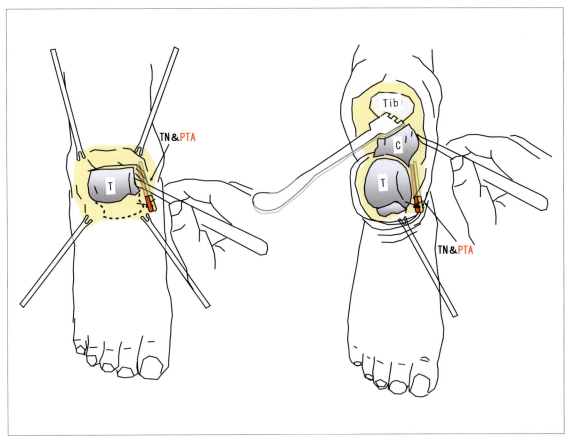

図 3. 最初から Syme 切断を行う場合
最初から Syme 切断を行う場合は，距腿関節包の切開に引き続いて距骨・踵骨を一塊として骨膜下に剥離し，距骨・踵骨および他の足根骨以遠を剥離する．その際，内側の剥離には後脛骨動静脈および脛骨神経を含む神経血管束が両骨に接して走行していることを念頭に，メスあるいはラスパトリウムで骨膜下に剥離することが重要である．
図中；TN：脛骨神経　　PTA：後脛骨動脈　　T：距骨　　C：踵骨　　Tib：脛骨

骨膜下に行う必要がある．内側の剥離，展開の時点で後脛骨動静脈あるいはその分枝を損傷すると，踵部の皮弁の血流を障害し，壊死をきたす．脛骨神経およびその分枝の損傷をきたすと踵部の皮弁の知覚障害を引き起こす(図2)．

最初からS法を行う場合は，距腿関節包の切開に引き続いて距骨・踵骨を一塊として骨膜下に剥離し，距骨・踵骨および他の足根骨以下を摘出する．その際にも，内側の剥離には後脛骨動静脈および脛骨神経を含む神経血管束が両骨に接して走行していることを念頭に置き，メスあるいはラスパトリウムで骨膜下に剥離することが重要である(図3)．

P変法を行う際には，まずChopart関節離断を行ってから行う．すなわち，足底の皮膚壊死や足底に沿って深部感染が進展している場合，皮切の段階で，切断縁の適否の確認ができ，壊死，感染の中枢への波及がなければ，Chopart関節離断を完了することで，以後，無菌野での手術操作が可能となる．足底において母趾外転筋の外側で内側足底動静脈および内側足底神経を同定し，動脈は結紮，切離し，神経は鋭的に切離して近位に退縮させる．さらに足底筋群を注意深く切離しながら，外側足底動静脈および外側足底神経を同定し，同様に，動静脈は結紮・切離し，神経は鋭的切離，退縮させ，完全に皮膚および骨・関節，筋

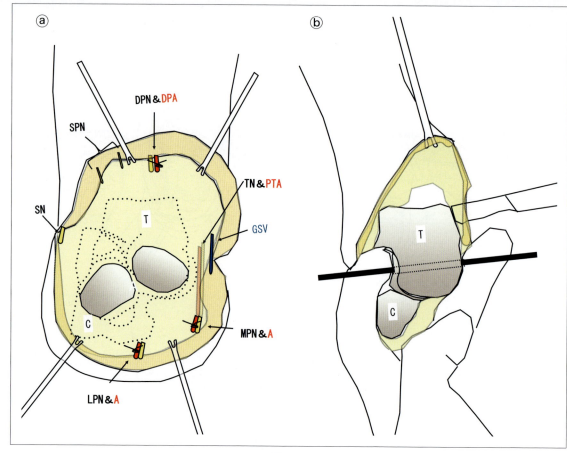

図 4.
a：Chopart 関節離断後．足背動脈，内側足底動脈，外側足底動脈は皮切レベルの深部で結紮・切離されている．
b：距骨の摘出．後脛骨動静脈および脛骨神経からなる神経血管束は距骨，踵骨の内側に接して走行しており，距骨摘出の際には損傷しないように骨膜下に剝離する必要がある．距骨摘出の際に，距骨頸部に K-wire を刺入して，この K-wire を介して距骨を前方に引き出しながら剝離，摘出するとよい．

図中：DPN：深腓骨神経　　DPA：足背動脈　　SPN：浅腓骨神経　　SN：腓腹神経
　　　GSV：大伏在静脈　　TN：脛骨神経　　PTA：後脛骨動脈
　　　MPN & A：内側足底神経および動脈　　LPN & A：外側足底神経および動脈
　　　T：距骨　　　　　　C：踵骨

腱の切断を実施して Chopart 関節離断を完了する．

　足背側からのアプローチで Chopart 関節の離断を先に完了しておいて，Chopart 関節の内外側の関節包切離に続いて底側筋群を骨に沿って剝離していき，最後に足底の皮切を加えて，Chopart 関節離断を完了してもよい（図 4-a）．

4．距骨の摘出

　距骨に付着する靱帯および関節包を切離し，距骨を摘出する．Langeveld ら[1]は距骨頸部に刺入した K-wire を介して距骨を前方に引き出しながら距骨周囲を骨に沿って剝離して摘出する手技を紹介している．内側では距骨後縁に沿って後脛骨動静脈および脛骨神経からなる神経血管束が走行することを念頭に置き，骨膜下に剝離を進める必要がある．骨間距踵靱帯を切離することで距踵関節の可動性が得られ，距骨摘出が容易になる（図 4-b）．

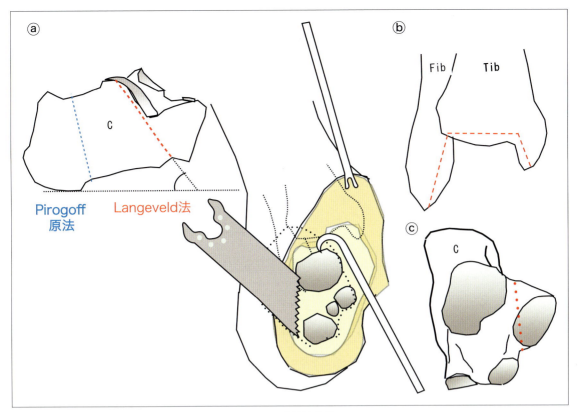

図 5. 距骨摘出後
距踵関節面（前，中，後）および踵立方関節面を確認する．
踵骨の骨切り，脛骨天蓋関節面および内，外果関節面の切除
 a：踵立方関節面から1〜2 cm後方と後距踵関節面遠位を結ぶ線（足底面に対して70°以下）で骨切りする．その際，載距突起は大部分切除される．（注：Pirogoff原法では踵骨隆起部で切離される．）
 b：脛骨天蓋関節面，および内，外果関節面を切除する．
 c：踵骨載距突起の遺残があれば切除する．
図中：C：踵骨　　Tib：脛骨　　Fib：腓骨

5．踵骨の骨切り

Pirogoff原法[5]（以下，P原法）では踵骨隆起近くで骨切りを行っているが，健側との下肢長差が大きくなるので，できるだけ踵骨を長く残して脛骨下端と骨接合をしたい．Langeveld法[1)2)]では足底の踵立方関節面から1〜2 cm近位の地点から後距踵関節面の直後方を結ぶ線で骨切りを行っており，足底面に対して70°以下の角度で骨切りを行っている．次いで踵骨の内側で遺残した載距突起を骨切りし切除する．脛骨天蓋関節面，および内，外果関節面はボーンソー，あるいはノミにて切除する（図5）．

6．距踵間の骨接合

踵骨を背屈，回転させて，踵骨骨切り面と脛骨遠位骨切り面とを接合し，足底からのK-wire 2本で仮固定する．踵骨の背屈，回転が不十分で，アキレス腱の緊張が強い場合は，経皮的にアキレス腱のスリット状切離を行い，アキレス腱の延長を行う．また，骨切り面の適合性が不良な場合は，障害となっている部分の骨切除などを追加して，良好な骨接合が得られるように調整する（図6）．

Langeveldら[1)2)]はcannulated cancellous screw（CCS）2本でクロスに刺入して固定している．我々も従来，CCSによる固定を行っていたが，足底部のスクリューヘッドの突出による痛みを訴え

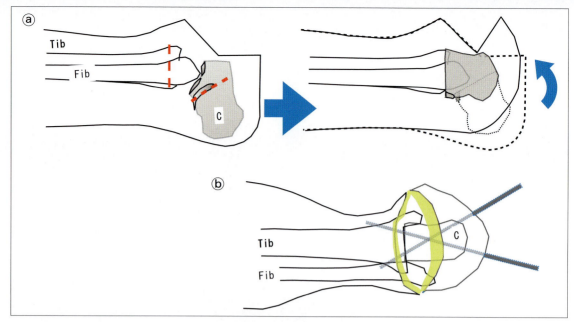

図 6. 踵骨と脛骨下端の骨接合
切離した踵骨を背屈，回転し，脛骨下端関節切除面と踵骨骨切り面を接合させる．足底面から踵骨～脛骨に K-wire 2 本でクロスピンニング仮固定する．アキレス腱の緊張が強ければアキレス腱の経皮的延長を行う．骨接合に障害があれば，骨接合障害部位を部分的骨切除するなどして調整する．
図中；C：踵骨　　Tib：脛骨　　Fib：腓骨

て抜釘を要した例もあり，最近ではステープルによる固定[6]を実施している(図 7)．

7．縫合，閉創

伸筋支帯および伸筋腱と足底筋膜を吸収糸で縫合し，皮膚は緩く縫合している．以前は，吸引ドレーンを留置していたが，かえって閉鎖腔とするために皮膚縫合に緊張を強いることになり，創観察時に抜糸処置を要することも多かった．近年では断端部に感染がなく，止血が十分であれば，最初から断端部に短期間，局所陰圧閉鎖治療(negative pressure wound therapy；NPWT)を行い，創縁の離開がなければ 1 週間程度で創傷被覆材あるいは軟膏治療に移行している．創縁の離開がある場合は，しばらく NPWT を継続し，良好な肉芽組織が得られれば後日，分層植皮を追加している．

術後管理，リハビリテーション

術後早期では，全身管理のほか，疼痛管理，創傷管理を優先する．腫脹軽減目的で患肢挙上に努める．包帯による soft dressing 管理をすることが多かったが，最近は術直後から積極的に NPWT を行っている．創が安定化すれば創部保護の目的で断端部ギプスソケット固定をする場合もある．Langeveld ら[1)2)]は 6 週間の免荷後，術後単純 X 線像で問題がなければ部分荷重を開始し，術後 3 か月から全荷重とし，Pirogoff 切断用の義足を装着とするとしている．我々は原則，創治癒が得られてから荷重を開始し，短距離でも歩行が可能な患者には Syme 義足に準じた足部部分義足を処方している．

P 変法での治癒が望めない場合は，踵骨を骨膜下に剝離して切除し，S 法を行う．その際にも，内側の剝離の際には神経血管束を損傷しないように留意すべきである．アキレス腱停止部を踵骨から剝離する際には，皮膚に穴が開きやすいため，丁寧な鋭的剝離が必要である．また，S 法を 1 期的，あるいは 2 期的に行う場合にも最終的には脛骨天蓋関節面レベルに合わせて内果，外果を骨切り，切除することになる．皮弁を内果，外果に沿ってめくりあげて骨膜下に剝離し骨を切離することになるが，その際にも特に内側では神経血管束を損傷しないようにする(図 8)．

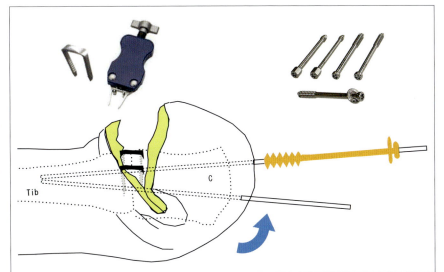

図 7.
脛骨と踵骨間を Cannulated cancellous screw（CCS）またはステープルで固定
踵骨を背屈，回転して，骨切り面を接合し，CCS またはステープルにて固定する．
図中；
C：踵骨
Tib：脛骨

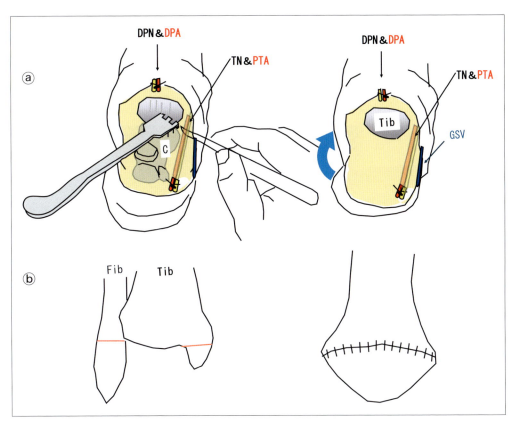

図 8．Pirogoff 変法での治癒が困難な場合

a：Pirogoff 切断変法での治癒が望めない場合は，踵骨を骨に沿って剥離して切除し，Syme 切断を行う．その際，後脛骨動静脈および脛骨神経からなる神経血管束を損傷しないように，必ず骨膜下に剥離する．
b：Syme 切断を 1 期的，あるいは 2 期的に行う場合にも最終的には脛骨天蓋関節面レベルに合わせて内果，外果を切除することになる．皮弁を内果，外果に沿ってめくりあげて骨を切離することになるが，その際，特に内側では必ず骨膜下に剥離し，後脛骨動静脈および脛骨神経からなる神経血管束を損傷しないようにする．

図中：DPN：深腓骨神経　　DPA：足背動脈　　GSV：大伏在静脈　　TN：脛骨神経
　　　PTA：後脛骨動脈　　C：踵骨　　Tib：脛骨　　Fib：腓骨

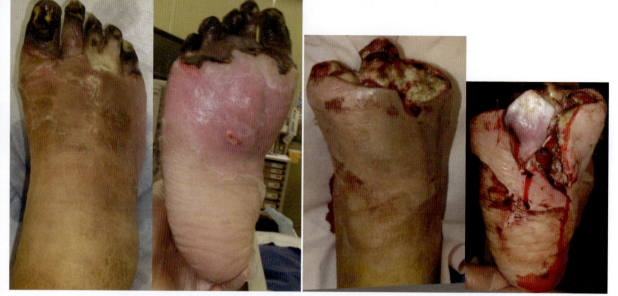

図 9. 症例 1：59 歳（手術時），男性．糖尿病による腎症（第 5 期）．透析歴 3 年
a：右足非クロストリディウム性ガス壊疽（W2I0fI3，stage 4，ABI：1.08，TcPO$_2$ は体動のため検査できず．LRINEC score：6 点）にて緊急手術（MTP 関節離断，デブリードマン，切開，排膿）を行い，術後は開放創で管理した．
b：術後 1 週の状態

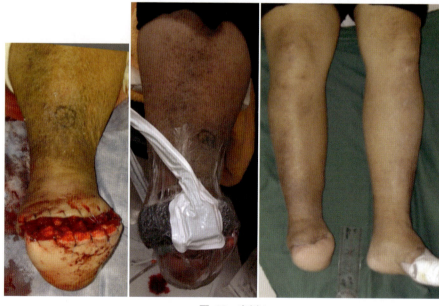

図 10. 症例 1
a：初回手術 8 日後に 2 期的に Pirogoff 切断変法（Langeveld 法）を実施した．
b：術後 1 週で局所陰圧閉鎖治療（NPWT）を開始し，術後 2 週で分層植皮を実施
c：術後 9 か月（左足母趾先端に潰瘍あり）の状態．皮膚のレベルでは明らかな下肢長差を認めない．

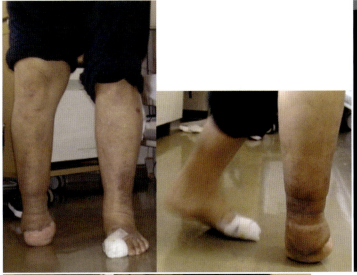
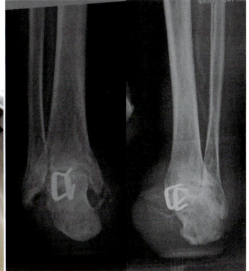
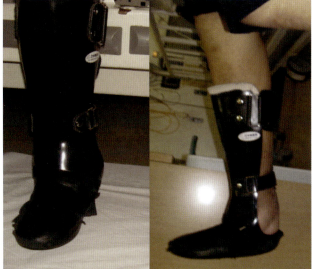

a | b
c |

図 11.
症例 1
Pirogoff 切断変法(Langeveld 法)後 9 か月の状態
　a：屋内は素足で短距離歩行が可能.
　b：単純 X 線像での比較では 2 cm の下肢短縮を認める.
　c：屋外では断端荷重の Syme 義足に準じた足部部分義足で独歩可能である.

症例提示

症例 1：59 歳(P 変法手術時)，男性(図 9～11)

既往歴：糖尿病による腎症(第 5 期)で透析歴 3 年，高血圧

右母趾，足趾の壊疽から右足の非クロストリディウム性ガス壊疽(WIfI 分類：W2I0fI3, stage 4, LRINEC score：6 点, ABI：1.08, $TcPO_2$：体動のため検査できず)となり，緊急手術で MTP 関節離断術，切開排膿，デブリードマンを行い，術後は開放創として管理した(図 9).感染鎮静化後(初回術後 8 日)に，P 変法を行った.踵部皮弁が厚く，1 期的創閉鎖が困難であった(図 10-a)ため，局所陰圧閉鎖治療(NPWT)を併用した(図 10-b). 2 週後に分層植皮術を行った.創の完治には 7 か月を要した(義足歩行は術後 6 か月で開始).今回，左母趾先端にも潰瘍を認めたため，当院入院となった.右足 P 変法後 9 か月の状態である.皮膚表面上ではほとんど下肢長差を認めない(図 10-c).屋内は素足で短距離歩行が可能(図 11-a).単純 X 線像での比較では 2 cm の下肢短縮を認める(図 11-b).屋外は断端荷重の Syme 義足に準じた足部部分義足で歩行している(図 11-c).

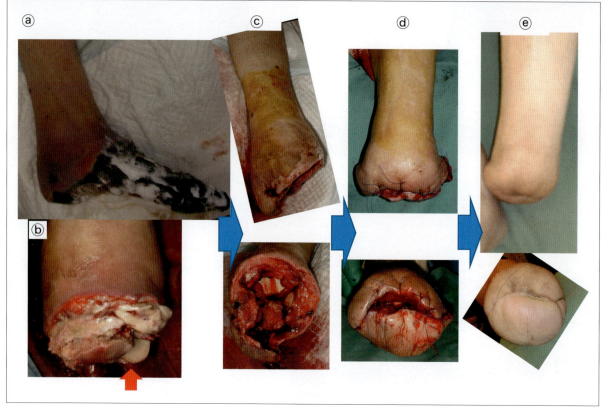

図 12. 症例 2：65 歳（手術時），男性．Buerger 病
a：Buerger 病にて両足壊疽となり，血管外科で下肢動脈バイパス手術（F-P バイパス）後（ABI が 0 から 0.98 に改善．TcPO$_2$ は 35 mmHg となった）に手術を実施した．
b：壊死部を切除して一旦，Chopart 関節離断を実施．赤矢印は踵骨（踵立方関節面）を示す．手前は距骨（距舟関節面）．
c：踵部の皮膚が不足し，Pirogoff 切断での創治癒は不可能．Syme 切断でも踵部の皮膚が不足するが，一旦，第 1 期の Syme 切断を実施
d：感染鎮静化後（初回手術から 2 週間後），第 2 期の Syme 切断（足関節内，外果を天蓋関節面に一致させて切除）を実施した．踵部の皮膚が不足し，非典型的な Syme 切断となり，かつ完全な閉創は困難であり，創縁を軽く寄せて手術を終了．
e：術後は軟膏，創傷被覆材で保存的に加療し，術後 6 か月で創治癒を得た．術後 6 か月で断端荷重の Syme 義足にて荷重歩行を開始した．

症例 2：65 歳（S 法手術時），男性（図 12, 13）
既往歴：Buerger 病

Buerger 病にて両足部壊疽，感染，敗血症となり，当院入院となった．下肢動脈バイパス手術（F-P バイパス）後に左 S 法，右中足切断を行った．バイパス手術前は WIfI 分類：W3I3fI2, stage 4，ABI：0 であったが，バイパス手術後は WIfI 分類：W3I0fI2, stage 4，ABI：0.98，TcPO$_2$：35 mmHg に改善した．左足では踵部にも皮膚壊死が及んでいた（図 12-a）．一旦 Chopart 関節離断を行い（図 12-b），次いで距骨・踵骨の摘出を行い，第 1 期の S 切断を行った（図 12-c）．感染鎮静化後（初回手術の 2 週後）に第 2 期の S 切断を行った．十分な長さの足底側皮弁が得られず，足背側皮弁も用いて断端を被覆し，ゆるく縫縮した（図 12-d）．術後は軟膏治療，創傷被覆材で保存的に加療を続け，術後 6 か月で創治癒を得て，断端荷重の Syme 義足による歩行を開始した（図 12-e）．足底荷重面に一致した創瘢痕があるが，潰瘍の再発はなく（図 13-a），術後 6 年現在，Syme 義足で歩行し，

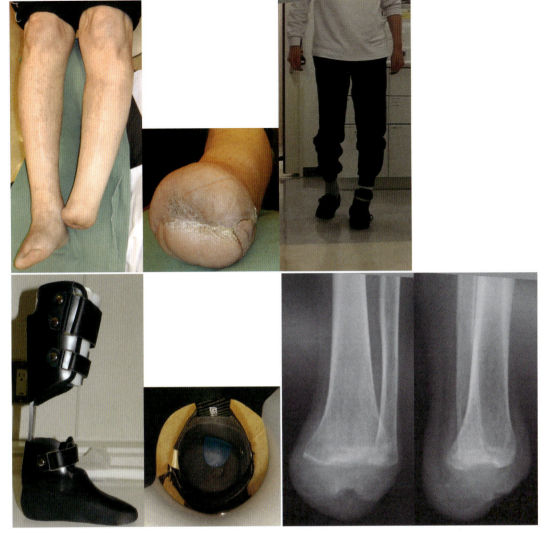

図 13. 症例 2
a：術後 6 年の状態．足底荷重面に一致した創瘢痕があるが，潰瘍の再発はなく，屋内，外で Syme 義足での独歩が可能である．屋内では義足なしでの短距離歩行も行っている．右足（中足切断となっている）との皮膚面での下肢長差は 4 cm．単純 X 線像での下肢長差は 7.5 cm であった．
b：Syme 義足．断端荷重のソケット内クッションを示す．
c：術後 6 年の単純 X 線像

外出もしばしばされている（図 13-b）．反対側（右足は中足切断後の状態）との下肢長差は皮膚表面上 4 cm の短縮であり，単純 X 線像での下肢長差は 7.5 cm である（図 13-c）．

考　察

P 変法，S 法は下腿切断や大腿切断などの大切断よりも機能的に優れている[7,8]．また，両法は同じく踵部の皮膚を利用して断端を形成するが，P 変法では下肢長差がより少なく，断端となる踵の皮膚の不安定性がない点でより優れている[1,2,8]．P 原法[5]に類似した方法として Boyd 切断[9]があるが，距骨を切除して踵骨をそのまま脛骨下端と固定する手技であり，下肢短縮は避けられない．P 原法を改良した P 変法が種々報告されており[1,2,10〜13]，吉田[14]が Langeveld 法[1,2]を本邦で最初に報告し

た．筆者らは踵部の切断としてS法に加えてLangeveld法に準じたP変法を行ってきた[15]．これまでCLTI症例に対して筆者らが実施したP変法7例7足の単純X線像での下肢長短縮は平均24 mmであり，S法9例9足では平均69 mmであった．約4.5 cmの長さの保持が可能なP変法がより望ましい．また，踵骨を90°回転するP原法やChangら[10]，Taniguchi[12]の方法では踵後面の薄い皮膚がより多く足底荷重部となるが，Rijkenら[11]，Langeveldら[1)2)]の方法では踵骨の背屈方向への回転が50～70°となり，足底脂肪層が荷重部により多く残ることになり荷重に有利と考えられる[14]．術後3か月以内の死亡がP変法で2例(29%)，S法で2例(22%)といずれも高率に見られた．CLTI症例では生命予後が厳しい症例が多く，経時的に死亡あるいは大切断となる症例が続き，現在，5年以上，大切断なく生存しているものはP変法，S法でそれぞれ1例ずつのみである．術後3か月以上生存できた例では全例で創治癒が得られた．創治癒の得られた時期はP変法5例5足で平均6.5(3～10)か月，S法7例7足(断端への遊離皮弁1足，遊離植皮1足を含む)で平均5.6(1.5～7)か月を要し，創治癒までに長期を要する例が多い．近年，局所陰圧閉鎖治療や新たな創傷被覆材などの新しい創傷管理技術が登場しており，今後，積極的に導入して成績の向上を図りたい．また，3か月以上生存できた症例(P変法5例5足，S法7例7足)のうち断端に遊離植皮を行って創治癒を得た1例を含むS法の2例で断端荷重での移乗ができなかったが，他の症例(P変法5例，S法5例)では断端荷重での移乗または歩行が可能となった．P変法ならびにS法による踵部の切断はCLTI症例にも積極的に取り入れてよいと考えている．

最後に

P変法，S法などの踵部での切断は技術的に難易度の高い切断手技[1)3)]とされている．踵部皮弁の血流を保つために後脛骨動静脈および脛骨神経からなる神経血管束を損傷しないように骨膜下に剥離する丁寧な手技が主要なポイントである．手術適応の判断および血流改善治療の実施，併用に加え，手術手技の研鑽，創傷管理技術の積極的導入で更なる成績の向上を目指したい．

参考文献

1) Langeveld, A. R., et al.：The Pirogoff amputation for necrosis of the forefoot：surgical technique. J Bone Joint Surg Am. **93** Suppl 1：21-29, 2011.
   Summary　Pirogoff変法(Langeveld法)の手術手技が詳細に記載された論文．
2) Langeveld, A. R., et al.：The Pirogoff amputation for necrosis of the forefoot：A case report. J Bone Joint Surg Am. **92**：968-972, 2010.
   Summary　Pirogoff変法(Langeveld法)が最初に報告された論文．
3) Pinney, S. J., et al.：Chapter 34：Amputations of the Foot and Ankle. Coughlin and Mann's Surgery of the Foot and Ankle(10th ed). Haskell, A., Coughlin, M. J., ed. pp1397-1418, Elsevier, Philadelphia, 2024.
   Summary　足の外科の代表的成書．足部，足関節の切断法の章でSyme切断の手術手技が詳述されている．
4) Alldredge, R. H., Thompson, T. C.：The technique of the Syme amputation. J Bone Joint Surg Am. **28**：415-426, 1946.
   Summary　Syme切断の手術手技が紹介された論文．
5) Pirogoff, N. I.：Resection of bones and joints and amputations and disarticulations of joints. Clin Orthop Relat Res. **266**：3-11, 1991.
   Summary　Pirogoff切断が詳しく示された最初の英語論文．
6) 谷口　晃：足関節離断術の実際．四肢切断術のすべて．田中康仁，富村奈津子編．pp119-125, メジカルビュー社，2023.
   Summary　ステープルを使ったPirogoff切断変法の手術手技書．
7) Braaksma, R., et al.：Syme amputation：A systematic review. Foot Ankle Int. **39**：284-291, 2018.
   Summary　Syme切断のsystematic review.
8) Andronic, O., et al.：Modifications of the pirogoff

amputation technique in adults：A retrospective analysis of 123 cases. J Orthop. **18**：5-12, 2020.
Summary　115 例 123 足の Pirogoff 切断変法の手術成績に関する 1 施設後方視的集積研究と systematic review.

9) Boyd, H. B.：Amputation of the foot, with calcaneotibial arthrodesis. J Bone Joint Surg Am. **21**：997-1000, 1939.
Summary　Boyd 切断の原著.

10) Chang, B. B., et al.：Increased limb salvage by the use of unconventional foot amputations. J Vasc Surg. **19**：341-348, 1994.
Summary　Pirogoff 変法の 1 つ. 踵骨頸部で骨切りを行う.

11) Rijken, A. M., et al.：The modified Pirogoff amputation for traumatic partial foot amputations. Eur J Surg. **161**：237-240, 1995.
Summary　Pirogoff 変法の 1 つ. 後距踵関節面直下で脛骨下端面に対し 50°で骨切りを行う.

12) Taniguchi, A., et al.：Pirogoff ankle disarticulation as an option for ankle disarticulation. Clin Orthop Relat Res. **414**：322-328, 2003.
Summary　Pirogoff 変法の 1 つ. 踵骨頸部で骨切りを行う.

13) Nather, A. A. M., et al.：Result of the modified Pirogoff amputation with cannulated screws for diabetic foot infection：surgical technique and case series. Singapore Med J. **60**：339-342, 2019.
Summary　Langeveld 法に類似した Pirogoff 変法の 1 つ. 糖尿病足感染に対して施行した成績を報告.

14) 吉田　桂：重症下肢虚血に対する Pirogoff 切断変法の経験. 日下肢救済足病会誌. **5**(2)：101-105, 2013.
Summary　本邦で Langeveld 法を最初に報告した論文.

15) 大野義幸ほか：包括的高度慢性下肢虚血(CLTI)に対する足関節部切断術―Pirogoff 切断変法および Syme 切断の比較―. 中部整災誌. **67**(6)：837-838, 2024.

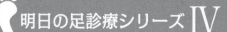

足の外傷・絞扼性神経障害、糖尿病足の診かた

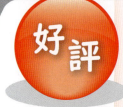

2023年11月発行

監修　日本足の外科学会

全4冊のシリーズの最終巻となる本書では、ご診療の場でもよく遭遇する外傷や絞扼性神経障害、そして糖尿病患者の足を取り上げ、部位ごとの特徴はもちろん、治療法や手技に関しても詳述しております。本書の特徴ともなる文献 review の構成は学術活動にも必ずお役に立ちます。

オールカラー　B5判　274頁　定価8,690円（本体7,900円＋税）

1. 足関節・足部の外傷
＜総　論＞
- (1) 診断
- (2) 外固定
- (3) 創外固定
- (4) コンパートメント症候群

＜各　論＞
- (1) 下腿遠位端骨折
  ―プレートか、髄内釘か？―
- (2) 果部骨折
  1) 診断・受傷メカニズム・分類
  2) 保存治療
  3) 手術治療
- (3) ピロン骨折
  1) プレート固定
  2) リング型創外固定による治療
- (4) 足関節・足部の骨端線損傷
  （triplane 骨折を含む）
- (5) 距腿関節脱臼、距骨下関節脱臼、ショパール関節脱臼（骨折を含まない）
- (6) 距骨頚部・体部骨折
- (7) 距骨外側突起骨折
- (8) 踵骨骨折
- (9) 舟状骨骨折
- (10) 立方骨骨折
- (11) リスフラン関節脱臼骨折
- (12) 中足骨骨折
- (13) 趾骨骨折・脱臼
- (14) 軟部組織欠損の治療
- (15) 切断肢の対応
- (16) 腱損傷

2. 絞扼性障害
- (1) 足根管症候群
- (2) 前足根管症候群

3. 糖尿病足
- (1) 糖尿病足
- (2) Amputation

\ 好評発売中！ /
- Ⅰ巻　足の変性疾患・後天性変形の診かた
- Ⅱ巻　足の腫瘍性病変・小児疾患の診かた
- Ⅲ巻　足のスポーツ外傷・障害の診かた

全日本病院出版会　〒113-0033　東京都文京区本郷 3-16-4　Tel：03-5689-5989
www.zenniti.com　　　　　　　　　　　　　　　Fax：03-5689-8030

◆特集／下肢切断を知る
Ⅱ．切断術の実際
下腿・大腿切断

松本　健吾*

Key Words：大切断（major amputation），下腿切断（below knee amputation），大腿切断（above knee amputation），義足歩行（prosthetic gait），緩和的大切断（palliative major amputation）

Abstract　多くの場合，足関節以遠での閉創が困難となった場合に大切断手術は行われる．大切断手術は膝下と膝上に大別されるが，義足による歩行維持の達成率には大きな開きがあるため，歩行維持を望む患者には可能な限り膝下切断を試みるべきである．
　一方で，大腿切断手術は創治癒の最後の砦と言える．この手術手技において確実に創治癒に持ち込めるように準備することが必要である．例外的適応として，足病変のエンドステージにおいてこれ以上の創治癒を望むことができなくなった場合には，たとえ切断端が治癒しなくとも患者の苦痛を取り除くことを目的とした緩和的切断に検討の余地がある．

はじめに

　筆者の施設では過去3年間に51件の下腿切断，100件の大腿切断の症例を経験した．統計的背景として前者の平均年齢は69.2歳，後者の平均年齢は81.6歳と約10歳分の開きがあった．創治癒という意味での手術の成功率は下腿切断で94％，大腿切断で84％であった．大腿切断術後に創治癒に至らなかった14例は，全例が肺炎などの術後感染症・心血管イベント・腸管壊死などの合併病態を含めた周術期死亡の事例であった．下腿切断のうち義足作成またはリハビリ中の方が26例で約50％，大腿切断では2例で約2％であった．

下腿切断の適応

　最初に臨床的に最も重要なADLによる適応を検討し，次にCLTIの臨床ステージを分類する大きな要素である虚血と感染に分けて検討する．

1．ADLによる下腿切断の適応

　治療開始時点で自立歩行ができている患者であれば，下腿切断後に義足による歩行維持も期待される．一方で，治療開始時点で車椅子レベルより低いADLの患者に行われる下腿切断は慎重になるべきである．歩行していれば無意識にでも膝伸展位をとるのに対して，車椅子レベルより低いADLの患者ではリハビリ介入を継続しなければ膝関節はたちどころに屈曲拘縮してしまう．こうなると坐位・着衣・入浴時の動作にとって下腿が邪魔になるだけでなく，断端部褥瘡の発生リスクも高く，追加で大腿切断を行うことになりかねない．診療の順番として，ADLの確認，創部の確認，血管の確認の順番で診察を行うことでこれらの諸問題は回避可能である．

---

* Kengo MATSUMOTO，〒870-0192　大分市西鶴崎3-7-11　大分岡病院形成外科

2．虚血と感染による下腿切断の適応

膝下血管に対する EVT または distal bypass による血管治療は足関節以遠を温存する目的で行われる．いずれにしても足首まで確保できた血流で創治癒させられる高さを探すことになるのであるが，いずれの血行再建方法においても膝下血管は損傷し，この領域の血流は部分的に悪くなる．これは血行再建後に足関節以遠で傷が治せず下腿切断を検討する場合に，血行再建手技のために下腿の血管性状が悪化していて大腿切断を余儀なくされる懸念点となり得る．つまり，やみくもにでき得る限りの血行再建を行ってはならないことが示唆される．最初の段階で創傷の状態と ADL を評価し，下腿切断が選択肢に入るかもしれないことを検討してから血行再建を行わなければならない．

このように十分な計画の下に血行再建と創傷治療が行われたにもかかわらず，足関節以遠を諦めることになるケースとは，再灌流してきた血流に乗って感染による炎症が急激に足関節を越えて拡大してくるパターンが多い．この場合，虚血で感染がマスクされているかもしれないという眼で血行再建前によく創部の状態を観察し，適切なタイミングでの切開排膿処置や抗生剤投与を追加するなどの対策が必要である．この他にカルシフィラキシス病態の場合に顕著に見られる血行再建したはずの場所において末梢循環が不良のまま改善せず末梢創部の虚血壊死進行を食い止められないケースにおいても足関節以遠を諦めざるを得なくなる．これらの状況において，下腿の血流が確保できている場合には下腿切断の適応となる．

CLTI の疾患特性による義足の選択

下腿義足は断端末にも荷重がかかるタイプのものと断端末を非荷重とするタイプのものに大別される．前者の代表的なコンセプトとしてはシリコンライナーなどにより下腿全面に圧を分散するというもので TSB タイプと呼ばれる．このタイプの義足はあくまで断端末で全荷重を受けるコンセプトではないものの，少しのズレなどによっても断端部に大きな荷重がかかり得るので留意は必要である．後者は PTB 装具と同じように膝関節周囲の何箇所かの面で荷重を受けるもので，イメージとしては膝下の足は装具の中で浮いているというコンセプトである．この PTB タイプの義足においても底付きのリスクがないわけではないが，TSB タイプに比べるとそのリスクは総じて低い．これらの要素が CLTI の下腿切断にどのような影響を及ぼすかを検討してみる．

1．神経障害

CLTI の代表的基礎疾患である糖尿病患者では感覚障害による知覚鈍麻，自律神経障害による発汗障害，一部の筋の運動麻痺という病態を引き起こす．特に知覚鈍麻は足底に発生することが知られているが，切断した下腿断端末においても知覚鈍麻が発生していると考えるべきである．具体的には断端末に発生した傷の痛みを訴える患者は少ない．つまり断端末荷重タイプの義足において，神経障害による深い褥瘡潰瘍発生のリスクは高い．

2．易感染性と虚血

虚血によるものか，自律神経障害による発汗障害のためか，はたまた維持透析患者における浮腫のためか CLTI 患者の下腿皮膚は脆弱である．しばしば茶褐色に色素沈着し，かゆみのために掻破性湿疹が多発している薄いぺらぺらの皮膚である．こうした皮膚の方にシリコンライナーを装着させた場合に，皮膚の浸軟，びらん潰瘍の発生にいたることは多い．これが保存的に治癒すればよいが感染を伴うと難治性となる．また，虚血肢でありながら浮腫を併発している透析患者では下腿周囲径が安定しないためシリコンライナーが相対的に過圧迫となり虚血を助長してしまうリスクがある．

3．対象年齢と必要とされる ADL

CLTI 患者はおおむね 70 歳台前後であり，求められる ADL は日常生活動作レベルであるケースが多い．高い活動性を必要とする場合には TSB タイプの方が適するものの，大多数の CLTI 患者にはややオーバースペックである．

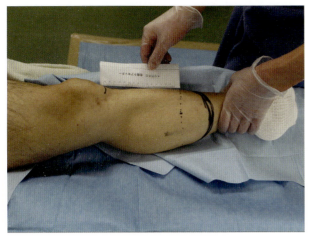

図 1.
義足装着を前提に，膝蓋骨下縁から 15 cm の足長が確保されるように脛骨上にマーキングをする．このマーキングを起点に下腿両側面から後面の筋体が含まれるバイペディクルフラップをデザインする．

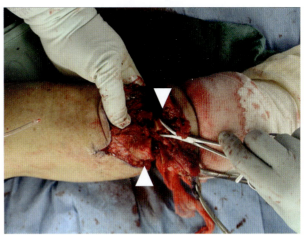

図 2.
深後方コンパートメントにアプローチするために，脛骨・腓骨を切断予定高位より末梢で仮切断する手技もアイデアである．術野が広がることで深い術野での不要な血管損傷のリスクを減らすことができる．

以上のことから筆者の施設では PTB タイプの下腿義足を前提に，左右皮弁法による下腿切断の術式に取り組んできたのでこれを紹介する．

下腿切断手術手技の実際

1．手術デザイン

下腿前面は皮膚・皮下組織が薄く，この部位の組織を残すことは後日の義足歩行時の創傷再発予防に不利である．そこで下腿前後面の皮膚・皮下組織を使うのではなく，厚みのある両側面の皮膚・皮下組織をバイペディクルフラップの形にデザインしている．この際に義足を差し込むのに適正な足長として，脛骨の切断予定位置を膝蓋骨下 15 cm の位置にマーキングしておく（図 1）．

2．皮膚切開/筋膜切開

浅いレイヤーにある大伏在静脈や皮神経を結紮処理しながら筋膜レイヤーまで皮膚面と垂直に切開する．断端の強度を保つために筋膜縫合するので，筋膜切開は皮膚切開線から末梢側に 2～3 cm のりしろをつけて切開する．この時点で真皮下血管網および筋体の色調に問題があると判断された場合には切断高位をより高位に変更するか，それ以上切り進まずいったん手術を終了して再度の血行再建・感染管理を行う．

3．筋体切離/血管結紮

前方・外方コンパートメントの筋体を剝離しながら電気メスで切離していく．前方コンパートメント最深部に前脛骨動脈が走行しているので結紮・切離する．時に水道管のように硬化した血管では結紮が効きにくいことがある．この際に動脈硬化の程度および手術時点での開存度を確認しておくと下腿全体の血管の状態を知ることができる．石灰化が高度であれば数値よりも末梢血流が悪い可能性を想定して手術を進める．

浅後方コンパートメントに引き続いて深後方コンパートメントの筋体を切離していくと，後脛骨動脈が同定されるため結紮切離する．

4．脛骨・腓骨の仮切断と本切断

脛骨と腓骨間の狭い空間にある深後方コンパートメントにアプローチするために，予定切断高位より末梢側で脛骨および腓骨を骨膜下のレイヤーで剝離し，ボーンソーで仮切断する．この処置を行えばワーキングスペースが広がり，やみくもに腓骨動脈を損傷するリスクを減らすことができる（図 2）．腓骨動脈を結紮切離して深後方コンパートメントを切離できればいったん下腿遠位が切り

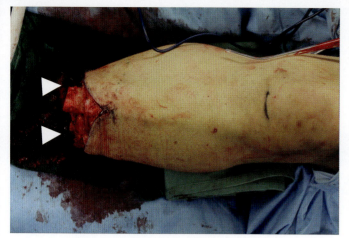

図 3. 予定通りの高さで切断したところ
両サイドのフラップで覆われる高さまで，脛骨および腓骨を剝離して追加切断する．骨切断の手間が 2 倍に増えてしまうが，義足に適する骨の長さとなるようにしっかり調整できる長所がある．

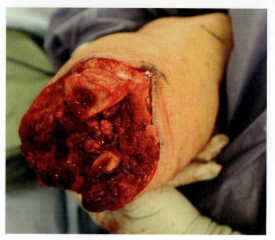

図 4. 切断面を観察する
創縁真皮下血管網の全周から良好な出血があること，皮下組織・筋体に感染炎症による浮腫性変化が残っていないこと，骨断端から出血があることが確認されれば下腿切断手術での創治癒の目処が立つ．この確認を怠れば，下腿切断においてもしばしば感染および虚血のため術後創嘴開するケースは少なくない．

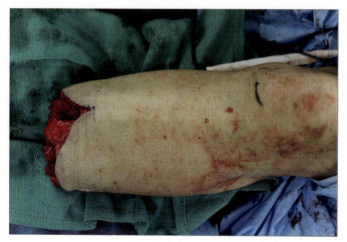

図 5.
脛骨および腓骨を追加切断した状態
要点として脛骨より腓骨をわずかに短く整える方が術後の義足適合性がよくなる．

離される．

断端から脛骨と腓骨を骨膜下に中枢側に剝離を進め，予定切断高位まで到達したら脛骨より腓骨が長く残らないように注意しながらボーンソーで本切断をする(図 3~5)．

5．洗浄と閉鎖式ドレーンの留置から縫合まで

断端を洗浄し，脛骨断端に閉鎖式ドレーン先端を留置する．ペンローズドレーンは 2 次感染や縫合創嘴開のリスクが高く適さない．閉創にあたっては骨断端が両側面の筋体で覆われるマッスルスリングの形になるように筋膜縫合する(図 6~8)．

6．手術侵襲の最小化と周術期管理

虚血下肢の創面はもともと血流が乏しいことから創面の乾燥に弱い．手術時間が長くなるほどに，空気にさらされた創部の術後壊死となるリスクは高まる．治療成績を高めるためには，時に丁寧さよりも手術スピードの方が重要になることもある．1 時間半を目安に手術を終えたい．

術中の出血量が少ないに越したことはないものの，重症虚血下肢の場合には抗血小板薬・抗凝固

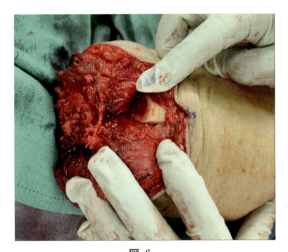

図 6.
周囲の筋体で骨断端を覆うことができるだけの
スペースが確保されていることを確認する．

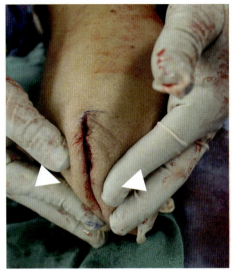

図 7.
バイペディクルフラップを寄せてみた際
のテンションはきつすぎれば嘴開するリ
スクが高まり，ゆるすぎればデッドス
ペースに血腫がたまりやすくなる．縫合
前にテンションをよく確認する．

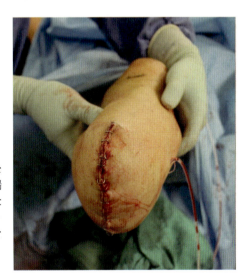

図 8.
なるべく異物を残さないために可能な
限りボーンワックスは用いず，骨断端
から閉鎖式ドレーンを留置する．また
骨断端を両サイドから筋体が覆うよう
に筋膜縫合を行いマッスルスリングを
作成して皮膚縫合を最小限行う．

薬の休薬をせずともそれほど出血に困ることは少ない．また，複雑なアンギオサムに支配されている下腿皮膚・皮下組織に対しては，術中にその断端部の血流を目視することにより，縫合してもその断端が虚血壊死に陥ることがないかを確認できることの方が重要である(図4)．そのためにターニケットによる駆血も推奨されない．術前・術後の検査で貧血がある場合には積極的に輸血する．虚血下肢の患者が貧血に陥ると，当然の結果であるが創部はさらに虚血に陥る．

ドレッシングは術後3日目を目途に弾性包帯による圧迫に切り替え，意図的に先細り方の断端成熟が促されるようにグラデーションをつけた包帯法を実施する．周術期の安静期と断端成熟の期間をなるべく短縮し，早期からリハビリテーション介入するためである．安静期間が長期間に及ぶと，特に高齢者では廃用に陥ってしまい，義足歩行は遠のいてしまう．

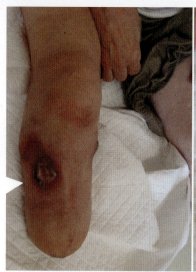
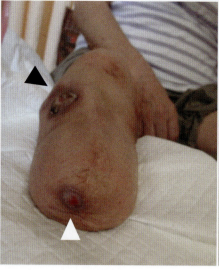
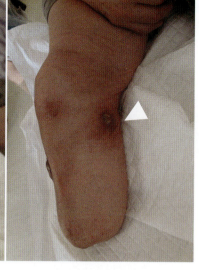

図 9.
下腿義足の形状により異なるものではあるが，創傷が発生しやすい部位として切断端部・膝蓋骨下部・腓骨頭部・脛骨頭部（△▲）などが挙げられる．要点として骨と装具に皮膚・皮下組織が挟み込まれる部位または荷重部位に発生する圧力性皮膚潰瘍への対応が必要となる．

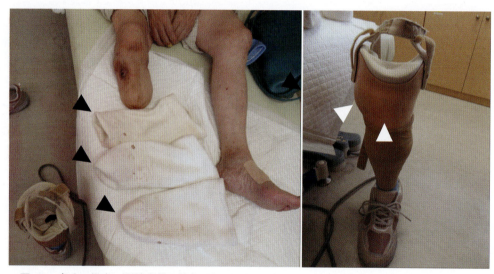

図 10. 多くの場合，断端成熟に伴う下腿周囲径と義足サイズの不適合に起因する創傷発生であることが多い．対処法としてソケットの形状を加工して（△），創部を除圧すると同時にスペーサーを追加する（▲）などして調整することを前提に，定期的に下腿のサイズ変化に合わせて義足を作り直すことも必要である．

7. 下腿義足による歩行患者の実際とトラブルへの対処法

図 9〜11 の症例は PTB 型義足による歩行自立に到達してから 7 年目の CLTI 患者である．患者は 70 歳代であるが社会復帰し，手芸工場で就労されている．この 7 年の間に下腿周囲径が細くなってきたことにより義足と荷重部にズレが生じ創傷発生したため，2 回の義足作り直しを行って対処している．その都度，適正サイズの義足に作成し直した後には下肢創傷は治癒し，再び数年間の安

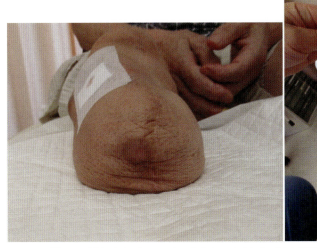
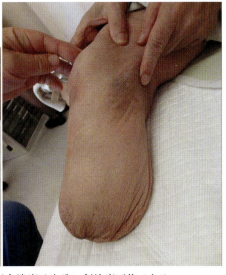

図 11. 適切なタイミングで介入しておけば，圧力潰瘍は十分に創治癒可能である．

定した状態が得られている．この傷が発生する場所について，断端末ではないことが重要で，PTBタイプの装具の荷重部である膝蓋骨下，腓骨頭下，下腿前面などであればなんとか対処できることが多い．こうした部位に創傷が発生した場合には，義肢装具士に調整を依頼し，荷重分布を傷がない部位に誘導する対処法が有効である．このように対処することで，下腿長を短くすることなく，創傷発生に対応し続けるのである．断端末に創傷が発生した場合には下腿の追加切断を余儀なくされるので，義足歩行を長く継続するためには望ましくない．

8．その他の術式との比較

A．後方皮弁法

Burges 原法をもとにした下腿後面の筋皮弁を長く取りこれを巻き上げるように縫合するポピュラーな術式の1つである．この術式の長所は断端末に縫合線がないため術後早期から荷重をかけた義足トレーニングを開始できる点にある．ただしCLTIにおいては，下腿の末梢にいくほど血流は乏しくなるため縫合創縁が虚血壊死するリスクを考慮しなければならない．虚血肢に対して血流の豊富な筋皮弁で被覆することにメリットがあるとする報告もあるが，虚血下肢の血管狭窄部が下腿三分岐に好発すること，およびアキレス腱の筋腱移行部より遠位はそもそも生理的に血流が乏しく，さらに感染が屈筋腱を経由してアキレス腱を経由して後方コンパートメント内を上行してくる場合には後方皮弁先端は感染炎症にさらされている可能性が高い．また，術後の形状として折り返した皮弁両端のドッグイヤーを避けることが難しいため先太りの形状になりがちで，義足に断端を挿入しがたいという弱点もある．これらの理由で筆者の施設ではこの術式は推奨していない．

B．前後皮弁法

下腿前面と後面にフラップを作成し縫合する方法である．この術式の最大の懸念点は，非常に脆弱な皮膚の状態にあるCLTI患者において，下腿前面のフラップが強度的に術後の荷重や脛骨断端からの圧力刺激に耐え難い点にある．やはり筆者の施設ではこの術式も推奨していない．

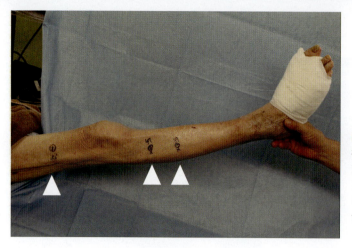

図 12.
術前に部位ごとの SPP マーキング（△）
末梢ほど血流不全であることがわかる．SPP >40 mmHg 以上を目安に，膝下・膝上のどちらでも切断手術の実施が可能であることがわかる．

大腿切断の適応

下腿切断と同じく，ADL，感染，虚血の要素から手術適応を検討する．

1．ADL による大腿切断の適応

もともと寝たきり状態である場合には創傷・虚血の程度にかかわらず大腿切断が検討される．足が歩くための組織であると考えた場合に，足を残す救肢治療のための医学的治療侵襲を寝たきり患者に加えることへの医学的正当性，下腿を残したために創傷が再発した場合に外科的治療を追加することの患者への心理的・経済的負担に対する妥当性を見つけることは難しい．

2．感染による大腿切断の適応

感染が下腿の腓腹筋・ヒラメ筋に到達して下腿切断が実施できなくなってしまった場合または炎症が全身に波及するようであれば，救命のために大腿切断を選択する．

3．虚血による大腿切断の適応

深大腿動脈の分岐部から末梢の浅大腿動脈，膝窩動脈，下腿動脈三分岐までの血管に高度な狭窄/閉塞病変が存在し，これを血行再建することができない場合に大腿切断の適応となる．この際に，古川らが報告しているように大腿皮膚・皮下組織を栄養する責任血管は深大腿動脈であるためここに血管病変が存在するのであれば手術前に血行再建が必要である．大腿切断手術前にも，大腿遠位から近位まで高さごとに SPP 値を計測して手術に望むべきである（図 12）．この準備を怠ると，術後の創離開のリスクは高まる．

4．緩和的大腿切断の適応と疼痛管理のための神経挫滅手術

先に述べた深大腿動脈の分岐部より中枢血管病変の血行再建ができない症例において，創治癒を目指さず緩和的に大切断とすることがある．血行再建のできない下肢は通常遠位端から黒色壊死に陥り中枢側にこの範囲が拡大してくる．この壊死の範囲が高度虚血である部位にある間は，壊死した足部はミイラのように乾燥壊死するので感染による炎症はマスクされた状態で進行するが，ある程度の下肢血流がある高さで壊死が進行すると感染による炎症が惹起され始める．この状態で介入を行わなければいずれ感染炎症が全身に波及し，早晩患者はお亡くなりになる．この際に，感染炎症に伴う全身性の苦痛を除去することを目的に大腿切断手術が検討される．もちろん高い周術期侵襲を伴う大腿切断手術によってかえって生命予後を悪化させる結果になる可能性のあることは術前に十分に説明しておく必要がある．その上で手術を無事終えることができれば，手術創部断端が早晩壊死に陥るとしても，壊死組織のボリュームは減量され，安定した状態が一定期間ではあるが保たれると期待される．大腿切断部での血流が極めて悪い場合には，あえて縫合閉鎖せず感染創と同じようにドレナージの効く状態で管理することも検討される．また疼痛管理の点で坐骨神経を挫滅もしくは切断するスミルウィッチ手術も緩和的には有用である．

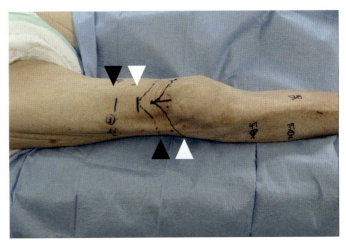

図 13.
この症例では義足歩行できない ADL であったことから膝上切断を選択．患者家族希望により大腿遠位での切断とした．
切開ライン(△)，この部位で切開してみて断端血流不足と判断された場合には，徐々に切断高位を中枢側に切り上げる(▲)．大腿骨切断部位のマーキング(▽▼)

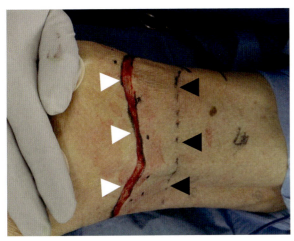

図 14.
皮膚切開の時点で真皮下血管網からの出血状態を確認する(△)．この出血量が SPP 値と乖離しているようであれば，縫合後に創縁が虚血壊死するリスクを考慮して切断高位を上げる必要がある(▲)．遊離皮弁遠位端からの出血を確認する手順と同じ臨床的意義である．

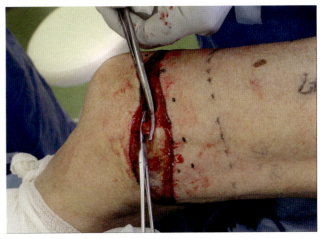

図 15.
皮膚全層切開にて真皮下血管網からの良好な出血が確認されれば，大伏在静脈の結紮切離，筋膜切開へと手術を進めていく．

大腿切断手術手技の実際

1．手術デザイン

大腿切断では，特に寝たきり患者では大腿切断術後に股関節は屈曲拘縮する傾向にあり，切断端が天井方向に突き上げられた状態となることを考慮しなければならない．この姿勢で大腿骨切断端が皮膚を突き破らない方向にデザインする．大腿内側と後面の皮膚は薄く脆弱であり，外側と前面の皮膚は厚みがあり強度がある．この強度のある面の皮膚が骨断端にくるように配慮するのであるが，前後皮弁の形に切開デザインをすると屈曲拘縮した大腿骨に大腿後面の皮膚皮下組織が吊り下がって縫合創縁が垂直方向に牽引されることになり創嘴開しやすくなる．そのため，CLTI 患者に対しては大腿においても左右皮弁切開デザインの方が適すると考えられる(図 13)．

2．皮膚切開/筋膜切開

下腿切断の場合と同様である(図 14, 15)．

3．筋体切離/神経血管束切離

大腿動脈の性状を確認するために内側から切離を行っている(図 16)．内側大腿筋間中隔を挟んで内側広筋と縫工筋，長内転筋を切離していくと大腿動静脈が露出する．結紮部が外に飛び出してい

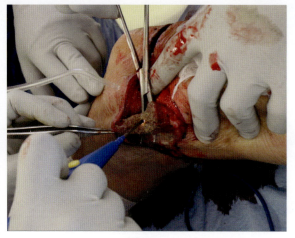

図 16.
鉗子で筋体を剝離しながら切断していく．筋体の色調不良の場合には断端深部の血流不足が示唆される．

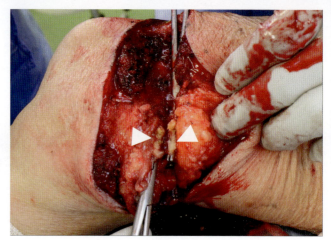

図 17.
浅大腿動静脈△を同定剝離し，結紮・切離する．

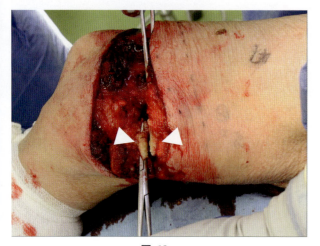

図 18.
△坐骨神経は結紮だけでなく，断端を焼灼処理しておく．

ると後に出血の原因となり得るので筋体の中に埋め込まれる高さまで剝離して 0 号絹糸で二重結紮する(図 17)．動脈硬化の程度が高度であればジャリジャリという音とともに剪刀を持つ手には固い感触が伝わってくる．

　大腿動静脈が切離できれば全周性に筋体を切離する．大腿中央の高さであれば後方の二頭筋間に坐骨神経が同定されるので，なるべく中枢側まで剝離して断端が浅い位置に残らないように結紮切離する．術後の断端神経腫予防のために切断端は電気メスで焼灼しておく(図 18)．

4．大腿骨の切断

　大腿骨後面は強固な筋付着部となっているので骨膜下に剝離することが難しい．電気メスで筋付着部を剝離しているが，深大腿動脈を損傷しないように注意する．深大腿動脈の穿通枝で栄養されている筋皮弁の血流が悪化するからである．左右の筋皮弁によりテンションフリーで大腿骨が覆われる高さを再度確認した上で，切断高位を最終決定しボーンソーで切断する(図 19, 20)．骨断端は特に背面にしっかりと骨ヤスリをかけて滑らかにしておく(図 21)．術後の骨突出のあたりを軽くするためである．

5．洗浄と閉鎖式ドレーンの留置から縫合まで

　洗浄，閉鎖式ドレーン，筋膜縫合など下腿切断と同様に行う(図 22～25)．皮膚が脆弱な症例では大腿骨断面の背面を斜めにトリミングし，さらにドリルで骨に穴をあけて四頭筋筋体を引き込むようにボリュームをつけて縫合するのも有効である．いずれも骨断端の術後の皮膚への突き上げを緩和する目的である．

6．手術侵襲の最小化と周術期管理

　下腿切断となる患者よりも総じて全身状態は悪いケースが多いことを念頭に，手術時間は約 1 時間以内を目標としたい．全身麻酔が難しければ大腿神経・閉鎖神経・坐骨神経ブロック麻酔での切断も検討する．

図 19.
皮膚筋体を全周に切断した後，大腿骨を骨膜下に中枢側に切断高位まで剝離して露出する．左右の皮弁で被覆した時に骨断端の緊張がない高さまで骨除去する．

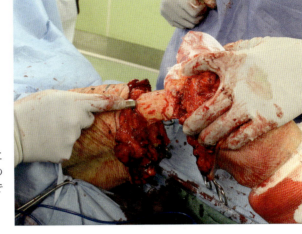

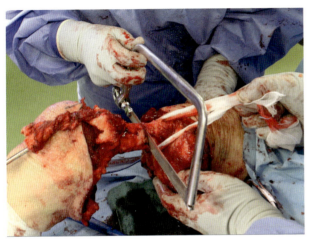

図 20.
軟部組織を保護しながら大腿骨を切断する．

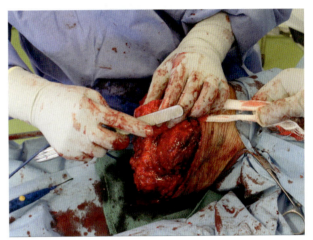

図 21.
骨断端の特に背面を重点的にヤスリがけしておく．

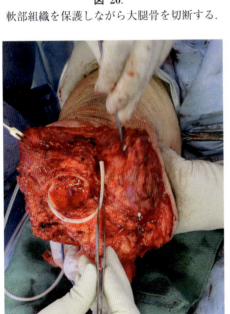

図 22.
骨断端部に閉鎖式ドレーンを挿入固定する．

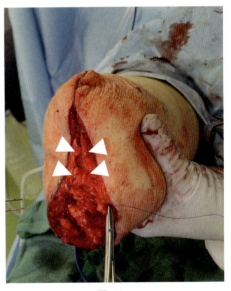

図 23.
骨断端部を覆うように筋膜縫合を行う．

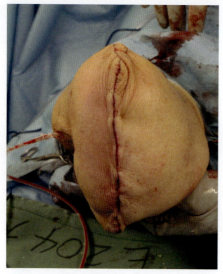

図 24.
縫合創縁の血流を損ねない程度に最小限の真皮縫合を行う.

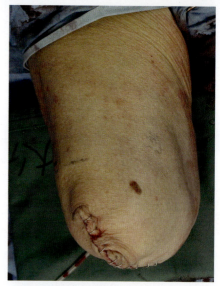

図 25. 手術終了時の状態
骨断端は厚い組織で被覆されている.

膝関節離断術

筆者の施設では原則実施していない. この理由としてまず, 膝関節周囲の皮膚は深大腿動脈からの血流に乏しく, 膝窩動脈から膝動脈・腓腹動脈などの血管分岐があるものの CLTI 患者において膝窩動脈は血管狭窄病変の好発部位であることから, この血流を栄養血管とする皮膚の血流には不安定さが危惧される. また, 大腿骨骨頭部は先端が大きく膨らんだ形状であるため被覆に大きな皮膚弁を要するが, この皮膚弁には筋体の支えがないため強度的に危惧が残る. また, 膝関節包の処理も行わなければならないことから手術手技としても煩雑である. また術後に義足を作成する場合に, 膝関節ジョイントパーツを組み込んだ義足を作成すると左右で膝関節可動部の高さが異なる結果になり歩行練習に難渋する. 以上の理由から特に CLTI 患者に対して優先する術式とは言えない.

股関節離断術

筆者の施設では原則実施していないが, CLTI の閉創に有効であったとする報告も散見される.

手術適応を同じく ADL, 虚血, 感染の要素で検討すると, 虚血については深大腿動脈分岐より中枢側の血管狭窄を血行再建することができないケースにおいて, 腸骨廻旋動脈には血流がある場合に適応となる. 感染と ADL については大腿切断の適応と同様である.

一般的に深大腿動脈と比較した場合に, 腸骨回旋動脈の血流を頼りに股関節断端部の大きな皮弁に必要な血流をまかなえるという確診を持つ根拠は難しい. しかし, 血行再建治療の限界からこの術式の他に創治癒の手段がない場合には適応となりうるが, この手術後に創嘴開した場合には骨盤内臓器に隣接する断端を管理していかなければならず, 手術介入したことにより生命予後を悪化させるリスクがあることも念頭に置かなければならない.

謝　辞

義肢装具についていつもご指導をいただいている, 幸　幹雄先生, 大平吉夫先生, 梅澤慎吾先生にこの場を借りて深謝いたします.

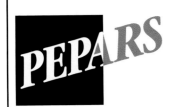

◆特集/下肢切断を知る
Ⅲ. 切断後の治療
切断端の再建

綾部　忍[*1]　森川周至[*2]　川田恭平[*3]
塚原麻理奈[*4]　畑　夏生[*5]　元村尚嗣[*6]

Key Words：デブリードマン（debridement），局所陰圧閉鎖療法（negative pressure wound therapy；NPWT），skin sparing debridement，下肢切断（lower limb amputation）

Abstract　感染や壊死が原因で下肢切断術が行われるが，歩行機能を維持し潰瘍再発を防ぐためにいかに切断端を閉鎖するかについて熟慮する必要がある．ドレナージのための皮膚切開は末梢への血行を温存するため，長軸方向に行う．デブリードマンの際，感染組織を徹底的に除去することが重要であるが，皮膚血流には十分に配慮し，皮膚は fillet flap として利用できる可能性があるため可及的に温存する skin sparing debridement を行う．縫合による創縁の血流低下のため壊死にいたる可能性があるため開放創としておく．ベッドサイドでメンテナンスデブリードマンを行い，NPWT（negative pressure wound therapy；陰圧閉鎖療法）などを併用し wound bed preparation を促す．創閉鎖において，足底への植皮術は荷重・摩擦に弱く潰瘍が再発しやすい．Fillet flap を NPWT によって引き寄せ閉創するこのように残存皮弁を最大限温存する skin sparing debridement は新たな donor site を必要とせず，植皮術と比較して荷重・摩擦に強く，荷重面を最大限温存することができるため，歩行安定性において優れていると考えられる．

はじめに

下肢切断の主要な原因として皮膚軟部組織感染症や重症下肢虚血が挙げられる．早期に発見し軽傷なうちに治療することができれば切断を防ぐことができるが，実際にはかなり進行した状態での受診となることも多い．感染コントロールにおいてデブリードマンが最も重要であるが，虚血のある場合にはデブリードマンによって潰瘍の拡大をもたらし，さらに代謝需要の増加によって虚血を悪化させる可能性がある．一般的には植皮術や皮弁術などによって切断端の閉鎖を行うが，歩行機能を維持し潰瘍再発を防ぐためにいかに創閉鎖するかについて熟慮する必要がある．本稿では下肢切断に対して我々が行っているデブリードマン，切断端の閉鎖における留意点・工夫について述べる．

デブリードマン

感染・壊死組織を除去し創を清浄化することで他の組織への影響を防ぐ外科処置のことを一般的にデブリードマンと呼ぶ．通常は良好な出血を認めるところまで切除するが，虚血の有無を評価しておく必要がある．

[*1] Shinobu AYABE，〒581-0011　八尾市若草町1-17　八尾徳洲会総合病院，形成外科部長・創傷ケアセンター長
[*2] Chikashi MORIKAWA，同病院形成外科，医長
[*3] Kyouhei KAWATA，同病院形成外科，医員
[*4] Marina TSUKAHARA，同病院形成外科，医員
[*5] Natsumi HATA，同病院形成外科，医員
[*6] Hisashi MOTOMURA，大阪公立大学大学院医学研究科形成外科学，主任教授

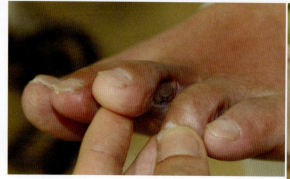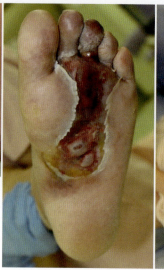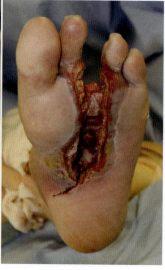

図 1.
a：末梢動脈病変による右第 3 趾側面に潰瘍を認める.
b：血行再建後に足底に感染が拡大した.
c：第 3 趾切断とともにデブリードマンを施行. 末梢への血流を温存するため, 切開線を長軸方向に置いた.

＜虚血のない場合＞

　虚血がなければ最初から筋・腱に沿って十分に切開し, 徹底したデブリードマンを行う. 末梢への血行を温存するため切開排膿時の切開線は長軸方向に置くようにする(図1). 足底に切開が及ぶと歩行による荷重・摩擦によって瘢痕部のひび割れや胼胝形成の原因となるため注意する. 切開線は創部収縮による閉鎖を想定してデザインし, 皮弁は fillet flap として可及的に温存しておく. 創部は開放とし, 止血目的でアルギン酸塩ドレッシング材を貼付する. 止血確認後は十分な洗浄後にヨウ素製剤などの抗菌外用剤を使用する. 抗生剤は, 菌が特定されるまでは幅広いスペクトルのものを投与するが, 細菌学的な検査や臨床症状を参考にその後の抗生剤の種類を検討する. 感染が制御できたことを確認でき次第, NPWT による治療を開始する.

＜虚血を伴う場合＞

　虚血を伴う創傷においては, 血行再建術が必要となるが, デブリードマンのタイミングが重要である.

　血行再建前は出血させないギリギリの範囲でデブリードマンを行い感染制御に努める. その際になるべく中足骨間の遠位骨頭部やリスフラン関節遠位に存在する動脈交通枝の損傷を避けるよう注意する. 末梢への血行を温存するため切開排膿時の切開線は長軸方向に置くようにする. 血流が不十分である場合, 術中に出血を認めるところまでデブリードマンを行っても後日壊死が拡大してくることがある(図2). そのため, 判断に迷う部分は残す方針としている. 術後壊死範囲が明らかとなれば, ベッドサイドでメンテナンスデブリードマンを行い, wound bed preparation を促す. 足底への切開は虚血のない場合と同様, 避けるように注意する. 血行再建後, 創部への十分な血流が確認できたら十分なデブリードマンを行い, 感染が制御されたら NPWT を開始する.

　血行再建後は, 末梢血管が拡張するまでに時間を要することが多いため, 皮膚灌流圧(skin perfusion pressure；以下, SPP)の上昇や周囲皮膚色の改善などを参考にしながらデブリードマンを追加する. 切開線は創部収縮による閉鎖を想定してデザインし, 皮弁は fillet flap としてなるべく温存しておく. 創部は開放とし, 止血目的でアルギン酸塩ドレッシング材を貼付する. 血流増加により感染が悪化する危険性があるため, 外用剤・抗生剤は前述の虚血のない場合と同様に使用する. 創部が止血し, 感染が制御できたことを確認でき次第, NPWT による治療を開始する.

Skin sparing debridement

　足部の小切断の際, 断端は垂直マットレス縫合などで閉創されることが多い. しかし虚血肢においては, 縫合による創縁の緊張のために血流が低

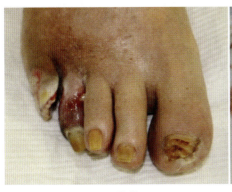 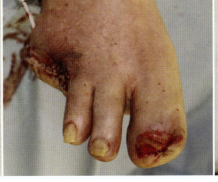 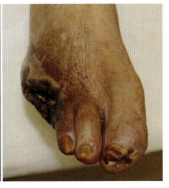

　　　　a．術前　　　　　　　　　　　　　b．術中　　　　　　　　　　　　c．術後

図 2．虚血を伴う右第 4・5 趾潰瘍(SPP 足背/足底：5/31 mmHg)に対し切断術を行ったが，末梢循環障害のため切除によって壊死が拡大した．

（文献 11 より引用）

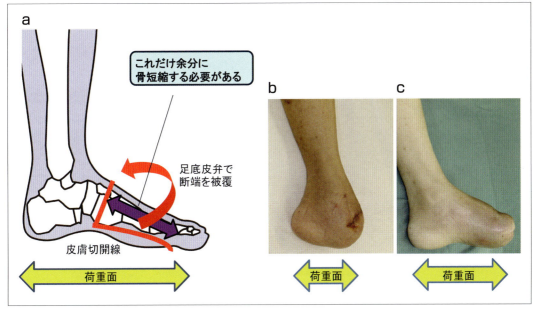

図 3．
a：一般的な足部切断術のシェーマ
b：足底の皮膚が MP 関節部まで温存されている場合，皮弁先端に緊張がかからないように縫合閉鎖しようとすると，中足骨近位もしくはリスフラン関節までの短縮が必要なる．
c：Skin sparing debridement では中足骨遠位のみの骨短縮で済むため広い荷重面を温存できる．創部収縮により底側皮弁が断端に巻き上げられるように再建される．

下し，縫合創治癒不良や創縁壊死の原因となることがしばしば認められる．これを避けるには骨断端は縫合部に緊張がかからないよう十分に短縮する必要があるが，結果として足底荷重面の減少や歩行不安定性につながる(図 3)．荷重面を最大限温存するため，我々は NPWT を使用した skin sparing debridement を行っており，その方法を以下に述べる．

　デブリードマンの際，皮膚はなるべく温存し，fillet flap による創閉鎖を想定して切開線をデザインする．骨断端は軟部組織より少し短くしておく必要がある．創部は開放とし止血効果を期待してアルギン酸塩ドレッシングで被覆する．関節を動かすことで感染の拡大が危惧される場合はシーネ

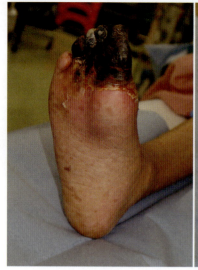 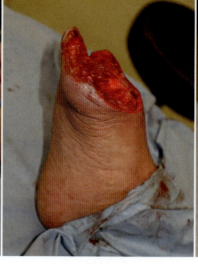 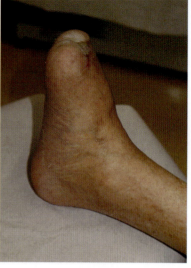

a．術前　　　　　　　　b．手術時所見　　　　　　　c．術後

図 4．末梢動脈病変による右足趾壊死

血行再建後に中足骨切断術を施行した．骨断端には EPIFIX® を使用した．Fillet flap は NPWT で引き寄せられ，術後 2 か月で切断端は皮弁で閉鎖された．

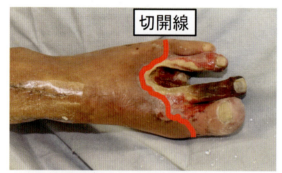 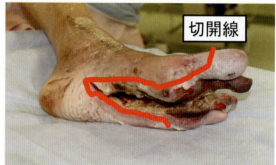

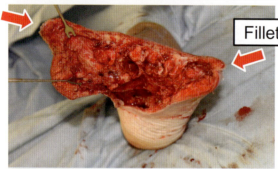 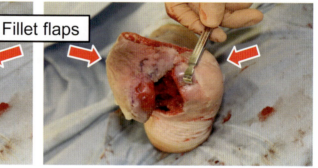

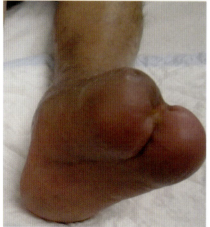

図 5．
a：末梢動脈病変による右足趾壊死．血行再建後に skin sparing debridement を施行した．Fillet flap は NPWT で引き寄せられ創閉鎖できた．
b：NPWT 開始後 4 週間で欠損部は良好な肉芽で覆われ fillet flap は徐々に引き寄せられた．その後は軟膏療法を行い術後 2 か月で fillet flap により包まれるように切断端は閉鎖した．
（文献 11 より引用）

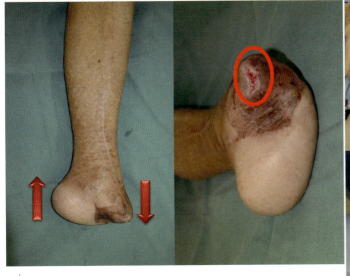

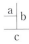

図 6.
a：リスフラン切断術後に足底を植皮で再建したが，底屈位のため荷重部に潰瘍を形成した．
b：経皮的アキレス腱延長術を行い底屈を改善した．
c：潰瘍は治癒し，靴型装具を使用して歩行可能となった．

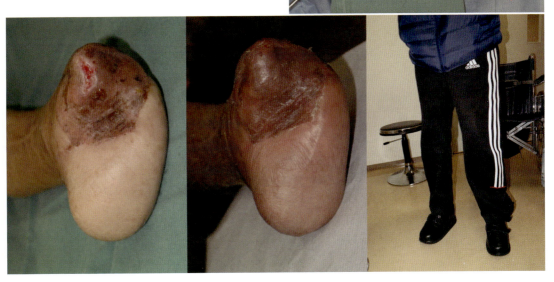

固定を行う．止血が確認でき次第，NPWT を開始する．Fillet flap を徐々に引き寄せて創閉鎖させる（図 4，図 5）．底側の皮弁が断端に巻き上げられるように伸展することで踏み返しの際の荷重に耐え得るようになる．最近では治癒期間短縮を目的として骨断端に EPIFIX® を使用している．

植皮術よる再建

荷重部を植皮術で再建した場合，荷重や剪断力により潰瘍形成しやすい．底屈位が問題であればアキレス腱延長術や足関節固定術により底屈位を改善することも検討する（図 6）．

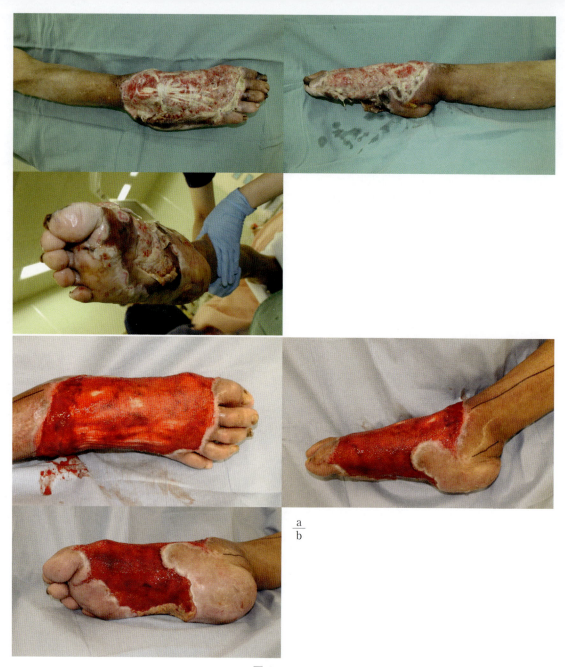

図 7-a, b.
a：右足部デグロービング損傷
b：NPWT を 4 週間施行. 良好な肉芽で覆われた.

遊離皮弁による再建

　足底の大きな軟部組織欠損創に対しては遊離皮弁術による考慮する（図 7）. 荷重がかからない足背は植皮術でも問題ない. ただし皮弁が厚すぎる場合には剪断力により潰瘍を形成することがあり注意を要する（図 8）.

下腿切断端の再建

　一般的な下腿切断術は断端長を 15 cm 程度とし

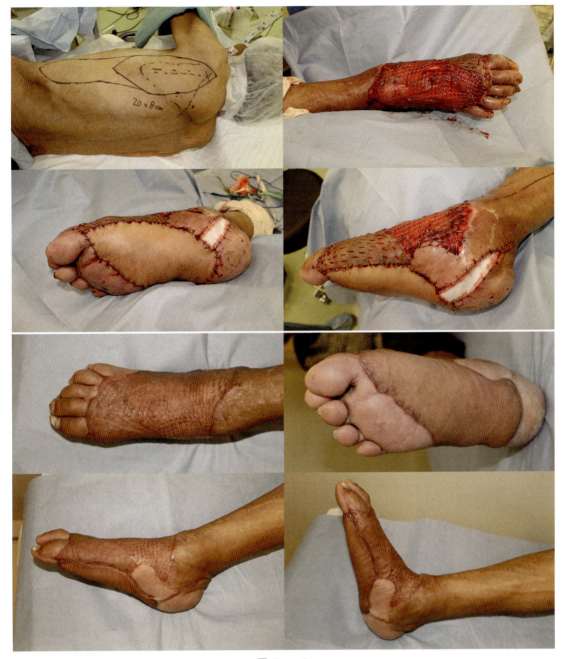

図 7-c, d.
c：遊離皮弁(傍肩甲皮弁)で足底を，植皮術で足背を再建した．
d：足底は薄い皮弁により再建されており荷重に耐え得る．足背には荷重がかからないため植皮でも問題ない．

図 8.
遊離皮弁での再建では，皮弁の厚さのために剪断力による潰瘍を形成する場合があるため注意が必要である．
(文献11より引用)

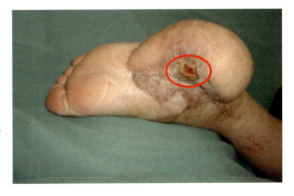

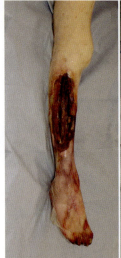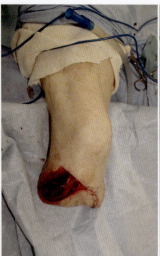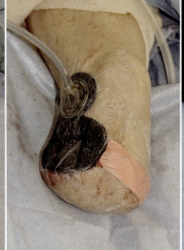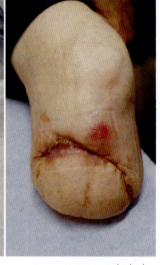

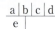

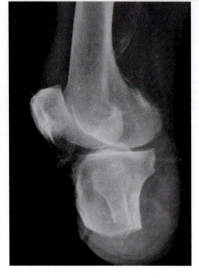

図 9.
a：関節リウマチによる血管炎のため右下肢動脈閉塞となる．コンパートメント症候群を生じたため減張切開を施行したが壊疽となった．大腿切断術が検討されたが，膝関節温存を強く希望されたため下腿切断術を選択した．
b：切断端は皮弁で可及的に縫合したが，完全に被覆することができなかった．
c：そのため欠損部に NPWT を施行した．
d：切断端は術後 2 か月で閉鎖した．
e：下腿断端長は 6 cm と短くなったが，切断端は皮弁で覆うことができたため，カフベルト懸垂式の義足が装着可能となった．

下腿後方の筋皮弁で切断端を被覆する．下腿義足を使用する場合は，断端の長さが体重を支えたり，義足をコントロールしたりするのに有利なため，15 cm 程度の断端長が必要とされる．また PTB 式の義足では膝蓋骨下や切断端に荷重がかかるため，同部に植皮術を行うと耐久性に劣る．そのため上記の条件が整わない場合には大腿切断術が選択されることが多い．しかし，膝関節の温存は患者の歩行機能に大きく影響するため，症例によっては下腿切断術の可能性を検討する必要がある(図 9)．この症例ではカフベルト懸垂による PTB 装具が使用可能となった．

考　察

2006 年 Wound Repair Regeneration 誌に掲載された動脈不全潰瘍治療のガイドラインでは，動脈性潰瘍は乾燥性壊死や痂皮があっても，血行が回復するまではデブリードマンしてはならないとされており，血行再建前のデブリードマンは敗血症の要因となる感染した足のみに適応される．その理由は，動脈血流不全により，治癒に必要な因子を利用できない潰瘍に対するデブリードマンは，潰瘍の拡大をもたらし，さらに代謝需要の増加によって虚血を悪化させる可能性があるためである[1]．Caselli らは percutaneous transluminal angioplasty(以下，PTA)による血行再建後の

TcPO$_2$・TcPCO$_2$に関して検討を行い，TcPO$_2$は治療後3~4週間でpeakとなるため，積極的なデブリードマンはその頃に行うべきであると報告している[2]．虚血の点だけを考慮すると，十分に血流が回復するのを待ってからデブリードマンを行うのが望ましいが，実際にその間に感染が増悪して大切断に至る場合がある．特に糖尿病合併例でその傾向が強い．そのため，デブリードマンを行う時期が感染制御において非常に重要となる．我々は血行再建前には出血させない範囲で健常部に切り込まないように壊死組織のみのデブリードマンを行い感染制御に努めている．その際になるべく動脈交通枝の損傷を避けるよう注意し，瘢痕による歩行への影響も考慮する．血行再建後は創部への十分な血流が確認してから十分なデブリードマンを行う．その際になるべく中足骨間の遠位骨頭部やリスフラン関節遠位に存在する動脈交通枝の損傷を避けるよう注意する．

　NPWTは欧米諸国において広く普及し，有害な滲出液を排除，肉芽形成を促進，感染の制御，創縁ポケット癒着促進，浮腫軽減などの効果を認め，その有用性に関して多数の報告がある[3)~7)]．しかしPADにおいて創部の循環血流が不十分である場合は慎重適応とされており，血行再建後に限り適応される．感染創に対する効果に関しては意見が分かれている．Morykwasら[8]は，豚の背部に感染創を作成し，陰圧負荷によるによる細菌数の変化を検討したところ，陰圧下では顕著に細菌数が減少したと報告し，陰圧負荷では組織血流量と局所の酸素量の増加によって嫌気性菌の数を減少させ，好中球の細菌貪食能を増強することにより感染しやすいnon-viable tissueを感染から防御すると考察している．一方，閉鎖環境，異物などの影響から感染創に対する効果がないという報告もある[9]．またtoxic shock syndromeを起こしたという報告もある[10]．NPWTは創密閉によるcritical colonizationや感染増悪の可能性があるため，我々は感染制御が確認できるまでNPWTを行わない方針としていたが，洗浄型NPWTの登場により現在は適応を拡大している．

　足底皮膚欠損創の再建においては，荷重・摩擦に耐える必要があるため，なるべく近似した組織で再建するのが望ましい．

　植皮術で再建する場合，手技は比較的容易であるが，荷重・摩擦に弱いため潰瘍が再発しやすい．遊離皮弁で再建する場合，骨長は最大限温存されるが，bulkyとなり健側と同じサイズの靴が履けず，大きな装具が必要となることが少なくない．患者は高齢者が多く，せっかく装具を作成しても着用の煩雑さのために使用されなくなることも多い．また皮弁の柔軟性・厚さのためにズレ・摩擦による潰瘍を形成する場合もある[11]．通常の断端形成術を行う場合，順調に治癒すれば手術時間・治療期間ともに短くすることができるが，問題点として残存皮弁の長さに合わせて骨を短縮する必要があり荷重面が減少することや，縫合部の血流低下により創離開することが挙げられる．今回報告したskin sparing debridementは，切開線を創部収縮による閉鎖を想定してデザインし，fillet flapをなるべく温存しておき，NPWTを用いて創閉鎖させるものである．本法では一期的には閉鎖できない欠損が足底の皮弁が伸展され閉鎖されるため，自然な丸みが出て摩擦に対して強い．ほとんどの症例でインソールの装着下に歩行可能となっている．また健側と同じサイズの靴を履くことができる点も有用である．一期的に閉鎖する通常の切断術と比較すると荷重面を最大限温存することができる．治療期間が比較的長くかかるが，新たなdonor siteを必要とせず，植皮術と比較して荷重・摩擦に強く，荷重面を最大限温存することができるため，歩行安定性において優れていると考えられる．また血管床を最大限残すことができ，血行再建後の再狭窄予防にも貢献すると考えられる．

　Skin sparing debridementは治療期間が比較的長くなるため，治癒期間を短縮する目的で最近は骨断端にEPIFIX®を使用している．EPIFIX®とはヒト羊膜使用組織治癒促進用材料で，独自の加工方法により加工・乾燥したヒト胎盤の羊膜・絨毛膜で，ヒト胎盤由来の成分を含有している．羊

膜・絨毛膜はコラーゲン性の膜で，細胞外マトリックス，タンパク質，増殖因子，サイトカインなど300種以上の調整タンパク質を含有しているため，瘢痕組織形成の低減，炎症の抑制ならびに創傷治癒の促進に寄与する．日本においては2021年6月に薬事承認を受け，2022年9月に保険償還価格を取得し使用可能となった．対象疾患としては，従来の治療法では反応しない難治性の糖尿病性足潰瘍および静脈性下肢潰瘍の治療機器として承認されており，創傷領域における日本初のヒト羊膜製品となる．

義足歩行時エネルギー消費について，下腿切断では健常者に比べて16〜33%大きくなり，大腿切断ではエネルギー消費は56〜75%大きくなる．血行障害性切断者について調査した報告では，下腿切断で62%，大腿切断では実に120%の増大となる[12]．また下肢切断者のリハビリ成功率について，一般病院における義足歩行獲得の成功率は決して高くなく，下腿切断者で47%，大腿切断者で14%であったと報告されている[13]．今回の症例では断端長は短くなったが切断端を皮弁で被覆することができ，膝関節温存により下腿義足使用可能となった．形成外科的手技を駆使することにより歩行機能が維持され，QOL向上に繋がった症例であった．

まとめ

下肢の感染や壊死に対するデブリードマンは，虚血の有無によってタイミング・範囲を設定する必要がある．創閉鎖法として切断術・植皮術・皮弁術などがあるが，それぞれにメリット・デメリットがある．skin sparing debridement は治療期間が比較的長くかかるが，荷重・摩擦に強く，荷重面を最大限温存することができるため，歩行安定性において優れていると考えられた．

参考文献

1) Hopf, H. W., et al.：Guidelines for the treatment of arterial insufficiency ulcers. Wound Repair Regen. 14：693-710, 2006.
2) Caselli, A.：Transcutaneous oxgen tension monitoring after successful revascularization in diabetic patients with ischemic foot ulcers. Diabet Med. 22(4)：460-465, 2005.
3) Morykwas, M. J., et al.：Vacuum-assisted closure；A new method for wound control and treatment；Animal studies and basic foundation. Ann Plast Surg. 38：553-562, 1997.
4) Argenta, L. C., Morykwas, M. J.：Vacuum-assisted closure；A new method for wound control and treatment；Clinical experience. Ann Plast Surg. 38：563-576, 1997.
5) Joseph, E., et al.：A prospective randomized trial of vacuum-assisted closure versus standard therapy of chronic nonhealing wounds. Wounds. 12：60-67, 2000.
6) Antony, S., Terraza, S.：A retrospective study；Clinical experience using vacuum-assisted closure in the treatment of wounds. J Natl Med Assoc. 96(8)：1073-1077, 2004.
7) Armstrong, D. G., Lavery, L. A.：Negative pressure wound therapy after partial diabetic foot amputation, a multicenter, randomized controlled trial. Lancet. 366：1704-1710, 2005.
8) Morykwas, M. J., et al.：Effects of varying levels of subatmospheric pressure on the rate of granulation tissue formation in experimental wounds in swine. Ann Plast Surg. 47：547-551, 2001.
9) Weed, T., et al.：Quantifying bacterial bioburden during negative pressure wound therapy：Does the wound VAC enhance bacterial clearance? Ann Plast Surg. 52：276-279, 2004.
10) Gwan-Nulla, D. N., Casal, R. S.：Toxic shock syndrome associated with the use of the vacuum-assisted closure device. Ann Plast Surg. 47：552-554, 2001.
11) 綾部　忍ほか：下肢の重症皮膚軟部組織感染症の治療　デブリードマンから創閉鎖まで．日フットケア会誌．16：115-120, 2018.
12) Fletcher, D. D., et al.：Rehabilitation of the geriatric vascular amputee patient：a population-based study. Arch Phys Med Rehabil. 82：776-779, 2001.
13) Goshima, K. R., et al.：A new look at outcomes after inguinal bypass surgery：traditional reporting standards systematically underestimate the expenditure of effort required to attain limb salvage. J Vasc Surg. 39：330-335, 2004.

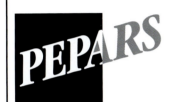

◆特集/下肢切断を知る
Ⅲ. 切断後の治療
切断後のリハビリテーション

植村弥希子[*1] 小田純生[*2] 前重伯壮[*3]

Key Words : 下肢切断(lower limb amputation), リハビリテーション(rehabilitation), 義足(prosthetics), 筋力(muscle strength), 関節可動域(range of motion；ROM)

Abstract 下肢切断後のリハビリテーションは，患者が新たな身体状況に適応し，日常生活において最大限の自律性を取り戻すことを目指す重要なプロセスであり，身体的，心理的，社会的な側面に焦点を当てて包括的な支援を提供する．具体的には，筋力，関節可動域の維持・改善，バランス能力と姿勢の改善，疼痛管理，義足装着下での日常生活動作の改善を目的とし，多様な手法が用いられる．患者，家族，医療提供者が一体となって取り組むことで，患者が新たな生活に適応し，自信を持って生きることができるよう支援することが重要である．

はじめに

下肢切断(図1)後のリハビリテーションは，患者が新たな身体状況に適応し，日常生活において最大限の独立性を取り戻すことを目指す重要なプロセスである．このプロセスは，患者の身体的，心理的，社会的な側面に焦点を当てて包括的な支援を提供する．本稿では，リハビリテーションの目的，プロセスに加え，具体的なプログラムと診療報酬体系について解説する．

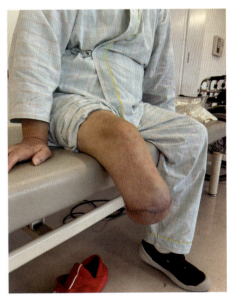

図 1. 下肢切断患者
下腿切断に糖尿病神経障害，肥満を合併し，歩行の再獲得に難渋した症例．下肢切断だけでなく，合併症が患者の動作レベルに大きな影響を与える．

[*1] Mikiko UEMURA, 〒654-0142 神戸市須磨区友が丘 7-10-2 神戸大学大学院保健学研究科リハビリテーション科学領域, 研究員/関西福祉科学大学保健医療学部リハビリテーション学科, 講師
[*2] Norio ODA, 日本フットケアサービス株式会社, 義肢装具士
[*3] Noriaki MAESHIGE, 神戸大学大学院保健学研究科リハビリテーション科学領域, 准教授

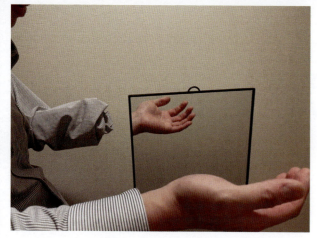

図 2. ミラーセラピー
特に上肢の幻肢痛に対する効果が多く報告されている．患者がミラーを見ながら非切断側の動作を行うことで切断肢が動作しているように認識され，結果的に幻肢痛が軽減・消失する．下肢においても足部の運動などにより改善する例もあるが，さらなる研究が求められる．

リハビリテーションの目的

1. 身体機能の回復と強化

切断後，残存肢および全身の筋力と柔軟性を向上させることが重要である．これにより，日常生活動作の遂行が容易になり，患者の自立度が向上する．筋力トレーニングは，特に義肢の使用を支援するために重要であり，レジスタンストレーニングやアイソメトリックエクササイズによって筋力と持久力を向上させる．

2. 義肢の適応と使用

義肢は，失われた肢の機能を代替するための重要なツールである．義肢の選定は，患者の生活スタイル，活動レベル，残存肢の状態などに基づいて行われる．義肢装着の初期段階では，適切なフィッティングが不可欠であり，フィッティングの質が使用の快適さと機能性に直接影響する．また，義肢の操作方法やメンテナンスについての教育も重要であり，患者が日常生活で自信を持って義肢を使用できるよう支援する．

3. 心理的サポート

下肢切断は，身体的な喪失だけでなく，心理的な負担を与える．患者は，自尊心の喪失や社会的孤立感，将来への不安を感じることがあり，このような心理的課題に対処するために，カウンセリングや心理サポートが提供される．臨床心理士やソーシャルワーカーのみならず，関わる全医療職が患者とその家族を支援し，心の支えとなる必要がある．また，同じ経験を持つ他の患者との交流も心理的な回復のために極めて重要である．

4. 社会復帰

切断後の社会復帰は，患者の生活の質を大きく左右する．職業リハビリテーションや職業訓練を通じて，再就職や新しい職業への転向を支援する．また，家庭内での役割やコミュニティー活動への参加も促進することで，患者が社会的な役割を果たせるよう支援する．これにより，患者は再び社会の一員としての自信を取り戻すことができる．

リハビリテーションのプロセス

リハビリテーションのプロセスは，術前から術後までの広範囲にわたり，かつ患者の個別のニーズに応じたアプローチが必要である．具体的には，以下のように段階的に進行させる．

1. 術前評価と準備

A. 身体的評価

術前の評価では，患者の全身の健康状態，特に持久力ための心肺機能や残存肢，体幹筋の筋力を詳しく評価する．また，切断予定の部位やその周辺の状態も評価して術後のリハビリテーション計画に反映する．このことは，術後のリハビリテーションが効率的かつ効果的に進行するための基礎として重要である．糖尿病を合併している患者では感覚障害を合併していることも多いため，術後のリスク管理として非切断側の感覚評価も行っておく．

B. 心理的準備

手術前には，患者とその家族に対して切断の理由や手術後の生活について詳しく説明する．このことは，患者が手術に対する不安や恐怖を軽減し，術後の変化に対する心理的な準備を行うために重要である．同時に，家族が患者を支えるための情報を得ることができるため，術後のサポート

表 1. 下肢慢性創傷患者の歩行再獲得に対する独立因子（文献 2 より引用）
早期リハビリテーション（early rehabilitation）は歩行再獲得を促進する因子であることがわかった．

Variables	Hazard ratio	95% CI	P-value
Independent in daily living indoors before hospitalization	5.65	2.70〜11.82	<.0001
Infection requiring removal of the tissue	0.41	0.27〜0.62	<.0001
Early rehabilitation	1.82	1.26〜2.62	<.01
Foot deformity	1.77	1.11〜2.81	.015
Dialysis	0.63	0.43〜0.92	.018
History of wound care	0.65	0.44〜0.98	.038
Diabetic peripheral neuropathy	0.65	0.43〜0.99	.045

Likelihood ratio test P<.0001

表 2. 足部切断レベルと歩行自立率（文献 5 より引用）
下肢慢性創傷患者において，切断高位が歩行自立率に有意に影響を与えることが示され，特にリスフラン離断（LA）で顕著に自立率が低下することがわかった．

Gait Independence	Foot amputation(N) NA (N=89)	TA (N=68)	TMA (N=61)	LA (N=14)	Total (N=232)	P-value
FIM 6〜7, N(%)	51(57.3)	30(44.1)	36(59.0)	3(21.4)	120	.027

Notes: All data are summarized as N(%) as the number and percentage of patients with foot amputation. The P-value was calculated in persons(%) of the FIM-walk of 6 or 7 using Fisher's exact test between the LA group and other groups. Comparison of NA, TA, and TMA (P=.164). FIM: functional independence measure; LA: Lisfranc amputation; TA: toe amputation; TMA: transmetatarsal amputation. NA: No amputation

体制の強化につながる．

2．術後初期のケアとリハビリテーション

A．疼痛管理

手術後の痛みは，患者の回復プロセスにおいて重大な問題である．効果的な疼痛管理は，リハビリテーションの成功に不可欠である．薬物療法，物理療法，心理的なアプローチを組み合わせて，患者の疼痛を緩和する．特に幻肢痛（切断部位に存在しないはずの痛みを感じる現象）では，ミラーセラピー（図 2）が奏効する例があることが報告されている[1]．

B．早期リハビリテーション

術後の早期段階でのリハビリテーションは，合併症の予防や筋力の維持に重要である．早期に開始されるベッド上での運動療法は，血栓症などの術後合併症の予防のために必要である．また，早期の活動は，患者が切断後の新しい身体状況に迅速に適応することを促進させる．非外傷性切断の主要な原因である下肢慢性創傷（主に糖尿病性足潰瘍）患者において，入院後早期に創部を免荷しながら立位を伴うリハビリテーションを実施することで，歩行維持率が高くなることを筆者らは後ろ向き研究（表 1）[2]および前向き研究（ランダム化比較試験）[3]で報告し，その結果に基づいて糖尿病足病変を疾患別リハビリテーションの運動器リハビリテーションとして算定することが可能になった．切断後，義肢装着前には断端管理，残存肢の筋力強化，義肢非装着下での ADL 練習を行い，義肢装着後のリハビリテーションに向けてコンディショニングを行う．

C．切断高位と歩行レベル

患者の下肢切断高位が歩行自立度に与える影響も報告されている．包括的高度慢性下肢虚血（CLTI）患者においては，ショパール切断以上の切断で大きく歩行自立率（杖歩行以上の歩行レベルの患者割合）が低下すること（足趾切断 98％；TMA 86％；ショパール離断 50％；下腿切断 33％；大腿切断 0％）[4]，下肢慢性創傷患者において，足部切断の中でもリスフラン離断以上の切断で歩行自立率が低下すること（表 2）[5]が報告され

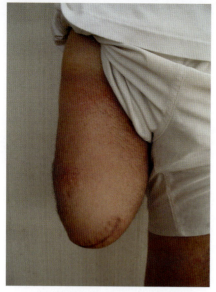

図 3. 良好な大腿切断の断端
円錐状の断端となるように断端管理を行う.

ている．これらのデータは外傷性切断の患者における割合とは異なるが，近年糖尿病神経障害やCLTIなどによる非外傷性切断が増加しているため，切断高位を最低限とすることが重要であり，そのために観察や感覚検査，血流検査などによって早期に基礎病変を把握する予防的な取り組みが重要である．

3．義肢の適応とトレーニング
A．義肢のフィッティングと調整
義肢のフィッティングは，患者の快適さと機能性を確保するための重要なステップである．適切なフィッティングが行われない場合，皮膚の損傷や痛みが生じることがある．フィッティングは，患者の体形や切断長，残存肢の状態に合わせて微調整が行われ，また義肢の種類や機能が患者の生活スタイルに応じて選ばれる．

B．使用方法の指導
義肢を適切に使用するためには，その使用方法の習得が重要である．患者は義肢の装着方法や歩行の方法，そして，階段昇降などの実際的な日常生活場面での使用方法を学ぶ．また，義肢のメンテナンス方法の指導も重要であり，長期間にわたり適切に使用できるよう支援・指導する．

C．断端管理
義肢のフィッティングにも関わるが，断端の皮膚管理は習慣化できるように指導する．義肢の装着により断端の皮膚に異常が生じていないか，義肢装着練習後は毎回確認し，発赤や痛みの有無をチェックする．断端の容積は浮腫や筋萎縮により，切断手術後100日以上経過しても変化することが報告されており[6]，皮膚の状態とともに断端周径も記録しておく．大腿切断の場合，円錐状の断端が望ましく(図3)，たこつぼ型の断端はソケット適合が困難となる．

4．社会復帰支援
A．日常生活動作(ADL)の訓練
患者が自立して生活できるよう，日常生活で必要な動作の練習が行われる．これには，料理，掃除，洗濯，入浴，衣類の着脱などが含まれる．また，住宅の改修や福祉用具の導入も検討し，患者が安全に生活できる環境を整える必要がある．

B．職業リハビリテーションと職業訓練
患者が仕事に復帰できるよう，職業リハビリテーションが提供される．これは，既存のスキルの再訓練や新しいスキルの習得を含む．また，職場での適応支援や就労環境の調整も行い，患者が安心して働けるようサポートする．

リハビリテーションプログラム

リハビリテーションには様々なアプローチがあり，個々の患者のニーズに応じたプログラムが提供される．以下に代表的なリハビリテーション介入を示す．

1．筋力トレーニング
筋力トレーニングは，切断後のリハビリテーションにおいて非常に重要な要素である．特に，残存肢や体幹部の筋力を強化することは，義肢の使用をサポートし，患者のバランスと姿勢の維持に役立つ．具体的には，以下のような方法が用いられる．

A．レジスタンストレーニング
バンドやウェイトを用いて筋力を強化する．特

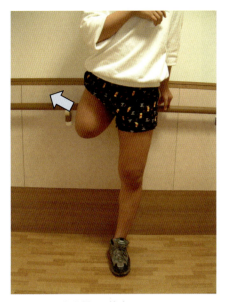

図 4. 切断部の筋力トレーニング
切断足の外転運動（図内矢印方向）や義肢装着下でウェイトシフト練習などを行う．

に大腿切断では，義足の膝折れを防止するために大殿筋などの股関節伸筋群の強化が必要になる．また，義足歩行時に体幹の左右の動揺が認められる場合には，中殿筋などの股関節外転筋群の弱化が考えられるため，筋力評価の上，強化する必要がある（図4）．また，立位，歩行時の安定性向上のために，切断側だけでなく体幹筋や非切断側の筋力強化も重要である．そして，切断後は疼痛や不安定感などが出現しやすいため，平行棒など安定した場所で左右・前後方向への義足荷重練習やステップ練習を行い，筋力強化，安定性向上を目指す．立位の安定性が獲得できれば，上肢支持を用いた義肢装着下での片脚立位練習，平行棒内歩行練習へと繋げていく．

下腿切断患者では膝関節屈曲拘縮および立位での膝折れを防止するために膝関節伸筋である大腿四頭筋の強化が重要である．また，下腿切断患者においても，廃用性筋萎縮として大殿筋や中殿筋が弱化することが多いため，股関節周囲筋の強化も必要である．足部切断患者では，切断部位によって行える足部運動が大きく異なり，切断によって行えない運動については装具により代償する必要がある．また，特に糖尿病神経障害（DPN）による足部切断の場合には，運動神経障害が伴っていることがあるため，関節運動が行える場合であっても，筋力が向上するとは限らないことに留意する必要がある．

B．アイソメトリックエクササイズ

関節を動かさずに筋を収縮させる方法であり，筋力の維持のために効果的である．特に，痛みなどにより関節運動が難しい状況に用いられる．

2．ストレッチング

柔軟性の向上は，関節の可動域を広げ，痛みや拘縮を防ぐために重要である．ストレッチングは，骨格筋や軟部組織を柔らかく保つことで，運動範囲を広げることに役立つ．具体的には，動的ストレッチングと静的ストレッチングに分けられ，前者は反動をつけて行う方法で，ウォーミングアップとして使用されることが多い．跳ねる・走るなどの運動を伴う場合には，準備運動として有効である．後者は骨格筋を一定の位置に保持することで行うストレッチングであり，リラクセーションや柔軟性向上のために活用される．

大腿切断患者では，股関節内転筋群やハムストリングスが切除されることが多いため，その反対方向である股関節屈曲位や外転位での拘縮が生じやすく，日常生活の中で積極的に内転運動や伸展運動を行う必要がある．屈曲拘縮に対しては，腹臥位を定期的に保持することが有効である．立位保持が可能な大腿切断患者では手すりなどを把持した上で，義肢装着下において切断肢を1歩後方へ引き，股関節屈曲筋群のストレッチングを行う．膝関節では屈曲拘縮を生じることが多い．DPN患者で多く見られる足部切断では，残存筋によって拘縮部位が異なるが，基本的には内反底屈位での拘縮が多い．DPNを呈する非切断患者において，下腿三頭筋の荷重下ストレッチング[7)8)]や下腿三頭筋の荷重下ストレッチングと前脛骨筋の電気刺激療法の併用[9)]が，足関節背屈角度を即時的に向上させることが報告されているため関節可動域改善の余地はあるが，切断に至るような患者では関節拘縮がより重度であるためストレッ

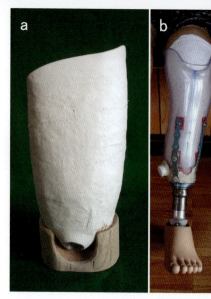
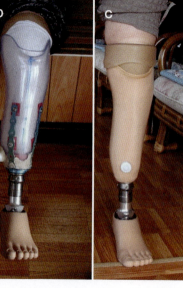

図 5.
義足リハビリテーションにおいて用いる主要なソケット
　a：キャストソケット
　b：チェックソケット
　c：ラミネートソケット

ングによって改善しないことがあることに留意する．また，荷重下ストレッチングでは足底面に負荷がかかるため，インソールを挿入した状況で適用する，休憩時間を設けるなどして足底負荷に配慮して介入する必要がある．

　また，これらの拘縮は痛みによる筋緊張亢進によって生じることもあるため，物理療法や良肢位保持，リラクセーションによって積極的に痛みの緩和を図ることも重要である．屈曲拘縮が生じると，義肢装着時の動作に大きな影響を与えるため，積極的に予防に努める必要がある．拘縮が生じた場合には，義足に初期屈曲角をつけることで対応する．

3．バランストレーニング

　バランストレーニングは，特に片脚の安定性を向上させるために重要である．切断患者では，下肢の欠損により従来とはボディーイメージが変化するため，義足装着前からバランス反応を再学習する必要がある．義足装着後について，切断側は従来足部を接地させて片脚立位を保っていたところを断端を義足に接地させてバランスをとることとなる．そのため，バランス反応に関わる筋群も変化し，床からの反力を受ける支持面も変化するため，筋力増強に加えて十分なバランストレーニングが必要になる．非切断側は，切断側に義足が装着されることで切断前とは異なった支持力やタ

イミングが求められるため，こちらも再教育が必要である．

　具体的なアプローチとしては，まずは通常の地面で両脚および片脚立位を保持する練習を行い，次に不安定なボード（バランスボード）の上で両脚・片脚立位を保持する練習を行う．さらにバランス反応を高めるために閉眼状態で姿勢を保つ運動を行うこともある．その後，歩行などの日常生活動作の中で動揺せずに正確に動く練習を行う．バランス反応が不良である徴候としては，骨盤の左右前後への動揺や，矢状面や水平面上で回旋する動きが代表的であり，その変動が起点となって肩甲帯や頭部が動揺する．

4．義足装着練習

　リハビリテーションでは外来および入院リハビリテーションがあり，大腿・下腿切断後に義足装着を伴うリハビリテーションでは，適切に成熟した断端を形成することや正しい義足の装着・管理方法を習得することが社会復帰後の動作や断端トラブルの回避のために必要であるため，基本的には入院して実施した方がよい．そして，入院中，断端の変化に準じてソケットを修正し，適合させる必要がある．

　はじめに用いられるソケットは，キャストソケット（図 5-a）であり，骨折の治療に用いられる水硬性プラスチックキャストを用いて製作する．

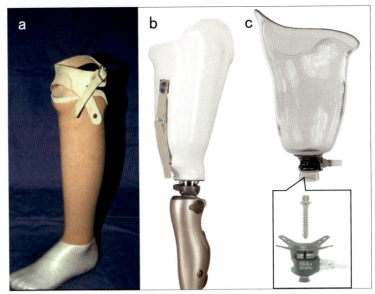

図 6.
懸垂方法
　a：カフベルト懸垂
　b：ランヤード懸垂
　c：ピンロック懸垂

　キャストソケットは患者が即日義足を装着できるためすぐに義足装着下での運動を開始できることと，水硬性プラスチックキャストの入手しやすさ，経済性が長所である．強度や耐久性には劣るため，一時的なソケットとして活用される．
　次に適用されるのがチェックソケット（図5-b）である．一般的には，ポリスチレンで作られ，断端の適合や変化を確認するために透明の素材で作成される．こちらのソケットも最終的に用いられるラミネートソケットの前段階で用いられ，義足リハビリテーション中で積極的に活用される．保険償還される個数は1個である．一方で，義足リハビリテーションの過程で断端が成熟し，適合性が変化することは多い．そのため，変化が認められる時期にはキャストソケットが用いられる．
　次に作成されるものがラミネートソケット（図5-c）であり，樹脂注型によって製作される．まずは訓練用仮義足（仮義足）として処方されるが，退院後の生活で用いられるため，その後の断端の成熟・変化を考慮すると退院直前に製作した方がよい．障害者総合支援法による補装具費支給制度で本義足の支給が認められているが，本義足は申請から支給までに数か月もかかることがあるため，適合が悪い状態で長期間過ごすことになりかねない．そのため，可能な限り断端の成熟が完了してから仮義足を処方した方がよい．

　その上では，チェックソケット義足やキャストソケット義足をいかに活用するかがポイントとなる．これらのソケットでは義足パーツを一時的にメーカーや義肢装具製作所に借りることが多いため，義肢装具士との連携が非常に重要になる．
　各キャストのリハビリテーションプログラムにおける活用方法について，キャストソケット（1か月間目安）装着時は立位訓練や平地の歩行訓練のような基礎的な理学療法を中心に実施する．キャストソケットを適用している1か月間に断端が成熟し，シリコーンライナーなどのサイズが小さく変化するとよい．チェックソケット（目安1か月）を適用してからは段差などの応用的，実際的な歩行・動作練習を行い，退院直前にラミネートソケットを準備し適用する．この仮義足の適合性が問題ないことを確認するためには，退院までに1週間ほど観察期間を設けた方がよい．
　断端成熟やリハビリテーション過程への対応として，ソケットだけでなく懸垂方法についても十分検討する必要がある．吸着式は，断端成熟に伴う痩せにより陰圧を保てずソケットが外れることがある．そのため，初期のリハビリテーション過程では，カフベルト懸垂（図6-a）やランヤード懸垂（図6-b），ピンロック懸垂（図6-c）が用いられる．これらの機械的な懸垂方法では断端袋を随時適用することができるメリットがある．最終的に

運動器リハビリテーション料の算定要件の見直し

➤ 運動器リハビリテーション料について、対象となる疾患に「糖尿病足病変」が含まれることを明確化する。

【現行】
【運動器リハビリテーション料】
［算定要件］
（2）運動器リハビリテーション料の対象となる患者は、特掲診療料の施設基準等別表第九の六に掲げる患者であって、以下のいずれかに該当するものをいい、医師が個別に運動器リハビリテーションが必要であると認めるものである。
　ア　急性発症した運動器疾患又はその手術後の患者とは、上・下肢の複合損傷（骨、筋・腱・靱帯、神経、血管のうち3種類以上の複合損傷）、脊椎損傷による四肢麻痺（1肢以上）、体幹・上・下肢の外傷・骨折、切断・離断（義肢）、運動器の悪性腫瘍等のものをいう。
　イ　慢性の運動器疾患により、一定程度以上の運動機能及び日常生活能力の低下を来している患者とは、関節の変性疾患、関節の炎症性疾患、熱傷瘢痕による関節拘縮、運動器不安定症等のものをいう。

【改定後】
【運動器リハビリテーション料】
［算定要件］
（2）運動器リハビリテーション料の対象となる患者は、特掲診療料の施設基準等別表第九の六に掲げる患者であって、以下のいずれかに該当するものをいい、医師が個別に運動器リハビリテーションが必要であると認めるものである。
　ア　急性発症した運動器疾患又はその手術後の患者とは、上・下肢の複合損傷（骨、筋・腱・靱帯、神経、血管のうち3種類以上の複合損傷）、脊椎損傷による四肢麻痺（1肢以上）、体幹・上・下肢の外傷・骨折、切断・離断（義肢）、運動器の悪性腫瘍等のものをいう。
　イ　慢性の運動器疾患により、一定程度以上の運動機能及び日常生活能力の低下を来している患者とは、関節の変性疾患、関節の炎症性疾患、熱傷瘢痕による関節拘縮、運動器不安定症、**糖尿病足病変**等のものをいう。

図 7. 運動器リハビリテーション料の算定要件
各種運動器に関連する疾患，障害が算定要件として挙げられ，2022年度の診療報酬改定で糖尿病足病変が算定要件に追加された．

（文献10より引用）

は，機敏な動作を得るために吸着式を用いることが理想的である．

5．義肢非装着下における ADL 練習

高齢者の中には家屋内では義肢を装着せずに生活するものも多いため，退院後の生活環境を考慮し，義肢非装着下における移動手段の検討，ADL 練習を行う．車椅子移動やいざり動作，四つ這い移動など，本人の住宅環境に合わせた移動手段を獲得する．

6．退院後のフォロー

退院後も，断端の成熟は術後1年から1年半までの間さらに進むため，退院後も患者を定期的にフォローした方がよい．外来フォローの中で，断端とソケットとの適合状況を確認し，必要に応じてソケットを修正し，修正困難である場合に本義足の申請を促す．退院から本義足までの期間の目安は半年から1.5年であり，本義足移行後は断端の変化が小さくなるため，フォロー間隔を徐々に伸ばすこととなる．

リハビリテーション料の算定

切断患者には疾患別リハビリテーションの処方が可能であり，運動器リハビリテーションが処方される（図7）[10]．原則として，運動器リハビリテーションは「発症，手術若しくは急性増悪又は最初に診断された日から150日を限度として所定点数を算定する．」とされている．また，回復期リハビリテーション病棟というリハビリテーションに特化した病棟（病院）があり，急性期病院での介入だけでは社会復帰が困難な患者のリハビリテーションで活用される．回復期リハビリテーション病棟への入院が可能な疾患，障害は決められており，その1つに「義肢装着訓練を要する状態」があるため，義肢装着を目的としたリハビリテーションを行う場合には当該病棟での継続したリハビリテーション（入院期間上限150日）が可能である．

一方で，運動器リハビリテーションの該当疾患に糖尿病足病変が2022年度より含まれることとなった（図7）ため，切断の原因として足潰瘍がある場合にはその足潰瘍発生段階から運動器リハビ

リテーションが可能となる．しかしながら，糖尿病性足病変は回復期リハビリテーション病棟入院の対象疾患ではないため，切断によってより義足装着訓練を必要とする場合には，切断として運動器リハビリテーションを処方することが必要となる．また，義足装着訓練の適用ではないが，廃用性筋萎縮などによって低下した身体機能・生活機能を改善する必要がある場合には，廃用症候群として回復期リハビリテーションを受けることとなる．

最新技術と将来展望

リハビリテーション分野では，技術の進歩に伴いより効果的な治療法が開発されている．例えば，ロボット技術やバーチャルリアリティ(VR)を用いたリハビリテーションは，患者のモチベーションを高め，効果的なリハビリテーションを支援する．さらに，デジタルヘルス技術を活用したリモートリハビリテーションも，患者が自宅で安全にリハビリテーションを行うことを可能にする．また，個別化医療と精密医療の発展により，患者一人ひとりの遺伝情報や身体機能情報に基づいた，よりパーソナライズされたリハビリテーション支援が提供されることが期待されている．その中で，人工知能(AI)を用いたデータ解析により，リハビリテーションの成果を予測し，最適な治療計画を提案するシステムの開発も進んでいる．今後の発展および検証が期待される．

結　語

下肢切断後のリハビリテーションは，患者が新たな生活に適応するための重要なプロセスである．技術の進歩により，義肢の機能性が向上し，リハビリテーションのアプローチが最適化され，同時に多様化している．これにより，患者一人ひとりのニーズに合わせた個別化されたケアが可能となり，よりよい生活の質(QOL)を実現できるようになってきた．今後，リハビリテーション分野でのさらなる技術・システム開発が進み，これまでにない効果的な治療法や支援が提供されることが期待される．一方で，患者とその家族，医療提供者が一体となって取り組むことの重要性は従来から強調されており，今後も AI 技術などによって補われるものではない．人同士が支え合う多職種連携(Inter-professional Work；IPW)が要となって今後も切断患者のリハビリテーションが適切に進められることを期待したい．

参考文献

1) Foell, J., et al.：Mirror therapy for phantom limb pain：brain changes and the role of body representation. Eur J Pain. 18(5)：729-739, 2014.
2) Maeshige, N., et al.：Effect of early rehabilitation on gait, wound and home discharge in lower extremity chronic wound oatients：a Japanese multicenter retrospective study. Int J Low Extrem Wounds. 22(4)：713-721, 2023.
　Summary　下肢慢性創傷患者への早期リハは，創の治癒を妨げず歩行獲得と在宅復帰に有効であることが示された．
3) Maeshige, N., et al.：Effect of early rehabilitation on walking independence and health-related quality of life in patients with chronic foot wounds：a multicenter randomized clinical trial. Int J Low Extrem Wounds. 15347346231187178, 2023.［Online ahead of print］
4) 辻　依子ほか：重症下肢虚血患者における下肢切断レベルによる歩行機能への影響．日形会誌．**30**(12)：670-677，2010.
5) Sonoda, Y., et al.：Effect of partial foot amputation level on gait independence in patients with chronic lower extremity wounds：a retrospective analysis of a Japanese multicenter database. Int J Low Extrem Wounds. 15347346231158864, 2023.［Online ahead of print］
　Summary　下肢慢性創傷患者の足部部分切断例では，リスフラン離断により歩行獲得率が低下し，中足骨が歩行自立度に影響することがわかった．
6) Sanders, J. R., Fatone, S.：Residual limb volume change：systematic review of measurement and management. J Rehabil Res Dev. 48(8)：949-986, 2011.
7) 前重伯壮ほか：Weight-bearing stretching of the

triceps surae muscle increases the range of motion on ankle dorsiflexion in diabetic patients：an approach to reduce the risk of diabetic foot ulcer development. 日WOCN会誌. **22**(3)：281-286, 2018.
8) Maeshige, N., et al.：Immediate effects of weight-bearing calf stretching on ankle dorsiflexion range of motion and plantar pressure during gait in patients with diabetes mellitus. Int J Low Extrem Wounds. **22**(3)：548-554, 2023.
9) Maeshige, N., et al.：Acute effects of combination therapy by triceps surae stretching and electrical stimulation to the tibialis anterior on medial forefoot plantar pressure during gait in patients with diabetes mellitus. Int J Low Extrem Wounds. 15347346221148456, 2023.［Online ahead of print］
10) 厚生労働省保険局医療課. 令和4年度診療報酬改定説明資料等について，説明資料，令和4年度診療報酬改定の概要 個別改定事項Ⅲ（小児・周産期，がん・疾病・難病対策，リハビリテーション），http://www.nhpta.net/cms/wp-content/uploads/2022/03/R3.3.4-riha.pdf（厚生労働省HP内）

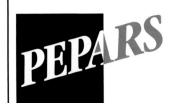

◆特集／下肢切断を知る
Ⅲ．切断後の治療
切断後の装具治療

大谷啓太[*1]　山口舜太[*2]　名和大輔[*3]　大平吉夫[*4]

Key Words：義肢装具(prosthetics and orthotics)，切断(amputation)，免荷(off-loading)，再発予防(prevention of recurrence)，健康保険(Health insurance)

Abstract　下肢慢性創傷患者に対して用いられる義肢装具は，大切断や小切断術後に再発予防や再切断の防止を目的に用いられ，ADL や QOL を維持するために必要な免荷デバイスである．
　その中で我々義肢装具士に医療チームの一員として求められることは，医師の指示のもと，再発予防期において患部の免荷，創傷を再発させない義肢装具の製作・提供を行うことである．再発予防期に求められる装具としては，創傷の再発や悪化による再切断を防ぐための，足底装具・靴型装具・下腿義足・大腿義足などの様々な義肢装具が挙げられる．また，下肢慢性創傷患者は，創傷治療時に用いた装具を継続して使用することがあり，装具の交換時期や修理時期，健康保険制度の理解も医療現場において必要とされている．
　本稿では，大切断術後や小切断術後に再発予防目的に用いられる義肢装具について，それぞれの義肢装具の特徴とそれにまつわる保険制度，また修理や再作製の時期などに関して述べる．

はじめに

　小切断や大切断の術後に使用する義肢装具は切断部位によって異なり，必要とされる機能や目的に応じて様々な義肢装具の中から選択され，製作・適合が実施される．
　小切断では，荷重を支える面積の縮小や切断前後から発生する筋の不均衡による足部変形により高い再発リスクを有する．また大切断では，断端にかかる荷重に加え，反対足への負荷を考慮しつつ，歩行機能を維持するために早期介入が必要である．
　本稿では，切断術後に適応となる義肢装具に関して，それぞれの目的と特徴，保険制度や補修制度について述べる．

義肢装具の目的と役割

　切断術後の創傷治療期と再発予防期において，義肢装具には下記の目的が役割として挙げられる．
① 歩行時における衝撃力吸収
② 足底圧の分散・免荷
③ 摩擦・剪断力の軽減
④ 変形に対する固定・安静
⑤ 関節可動域の制限
　創傷治療期では，患部の免荷が荷重による直接的な刺激を防ぎ，創傷治癒に貢献する．また，患部の安静と歩行を両立させることにより ADL の維持が可能となる．
　創傷治癒後も関節可動域制限や筋力低下が見られるため，義肢装具を装用しないまま，以前の生活に戻れば再発のリスクは高まる．そのため，リハビリテーションによる機能改善を得た上で，実

[*1] Keita OHTANI，〒601-8122　京都市南区上鳥羽北塔ノ本町 19-2　日本フットケアサービス株式会社
[*2] Shunta YAMAGUCHI，同
[*3] Daisuke NAWA，同
[*4] Yoshio OHIRA，同，代表取締役社長

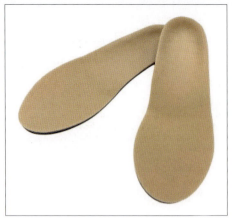

図 1. 足底装具

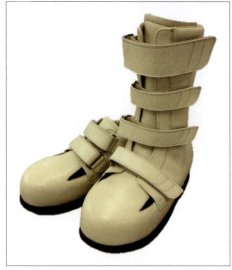

図 2. 靴型装具（右足：短靴，左足：長靴）

生活に戻る時に必要とされる機能を見極めてデザインする必要がある．

切断部位に応じた義肢装具選択

下肢切断後の義肢装具では，下記のような検査項目から多職種で義肢装具に求める機能を検討し，製作する必要がある．
① 神経障害
② 血流障害（バイパス治療などの血行再建術の既往を含む）
③ 皮膚病変（胼胝・鶏眼）
④ 足部，足趾の変形
⑤ 創傷の有無，既往歴
⑥ 切断部位
⑦ 下肢の可動域制限
⑧ 脚長差や運動麻痺の有無
⑨ 生活背景
⑩ その他

1．小切断

創傷を形成する要因は，足部の変形，関節可動域の制限，神経障害などの内的要因と装着する靴や義肢装具の不適合，靴下，外傷などの外的要因，または複合要因による足部・足底圧の上昇がある．このことを踏まえ，創を形成した原因を把握し，義肢装具を選択することが再発予防のために重要である．

小切断では，切断部位に応じて筋の不均衡が生じやすい．特に切断部位が中枢に寄るほど，内反底屈位の変形を呈しやすく，外的要因を受けやすくなる．また必要とされる義肢装具も，下腿支持部を大きく設定する必要がある．

• **足底装具**（図 1）

足趾のクロウトゥ変形や外反母趾などの変形や距腿関節の関節可動域に制限が見られない場合は，既製靴に挿入する足底装具が用いられる．足長や足幅に合った既製靴を選択し，紐やベルトなどの装着後に足囲の調節が可能な靴を選択することも必要である．

下肢慢性創傷患者の再発予防期に用いる足底装具は，トータルコンタクトによる足底圧の分散を目的するため，支持部は柔軟性や弾力性のある EVA 素材を使用する．また，表面には衝撃を軽減する素材や摩擦を軽減し，足の変形に適合する素材を使用し多層構造で製作する．

• **靴型装具**（図 2）

足趾にクロウトゥ変形や外反母趾などが見られ

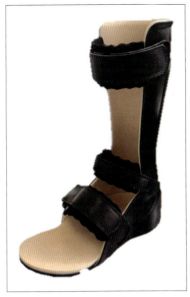

図 3. 短下肢装具

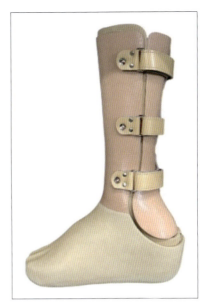

図 4. 足根義足

既製靴で対応困難な変形を有する場合や，足部全体のアライメント不良によって足底装具に十分な厚みが必要な場合，そして血流障害や神経障害を有しており直接的な外力を取り除く必要がある場合に，既製ラストを調整して製作する整形靴やフルオーダーメイドの特殊靴が用いられる．

また，靴型装具の履き口の高さには，下腿 1/2 を超える長靴，足関節以上で下腿 1/2 以下の半長靴，両果レベルのチャッカ靴，両果以下の短靴があり，切断レベルや距腿関節可動域から判断する．中足骨近位の切断や内反変形，シャルコー関節症などにより足底接地が不正な場合は，距腿関節の運動制限や靴での固定性を考慮して履き口の高さが必要となる．

• **短下肢装具**（図 3）

著明な足部変形や残存部位が足部 1/2 以下または，足底に植皮や皮弁といった耐圧性が低い断端形状を有する場合，いびつな断端の場合，高い支持性を求められる．また，主に創傷治療期に用いられる装具を創傷治療後も継続して使用することもある．

サイム切断やピロゴフ切断，ボイド切断では，断端末でどの程度の荷重が可能なのか，皮膚の耐久性はあるのかを判断し義肢装具の選択が必要である．しかし断端末での荷重が困難なケースもあり，膝蓋靱帯と下腿部に支持性を有する PTB 免荷装具が使用されることもある．

• **足根義足，果義足**（図 4）

これらの義足は，創傷治療期に用いることは少なく，退院後の生活環境が整い，荷重量が増加したのち，短下肢装具では強度が不十分な場合や，より強固に断端を固定する場合にこれらの義足製作が検討されることが多い．

足根義足は，足根骨が残存する切断に用いられる．活動度や変形に応じて下腿支持部の硬度や義足の高さを設定し製作する．

果義足は，踵骨を有さないサイム切断に用いられる．体重支持と同時に断端末の固定，骨突起部の保護が目的とされる．

2．大切断

大切断に用いられる義足は，切断術後早期にゴール設定を検討することが重要である．歩行訓練を行っていく上で患者自身の理解と意欲が必要であり，義足のパーツも活動度や身体機能に合わせたパーツ選択が求められる．

また，大切断に至るまでに免荷期間を長く必要

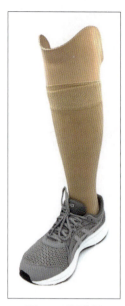
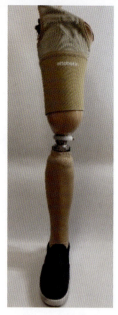

図 5. 下腿義足　　図 6. 大腿義足

とし廃用が進行していた場合や，もともと十分な歩行機能を有してなかった場合は，歩行獲得に難渋することが多く，屋内歩行や移乗時に義足を使用し，屋外では車椅子を用いるなど使い分けている方も多い．

A．下腿義足（図 5）

下腿切断では大腿切断と比較して，膝関節が残存しているため，義足歩行を獲得する可能性が高い．一方で，20～30°以上の膝関節屈曲拘縮が見られる症例の場合，ソケットによる体重支持が困難であり操作性に優れないことがある．また，中枢性または末梢性の運動麻痺を有する症例の場合，義足着脱が困難となり，実用的に義足が使用できないことがある．

上肢機能や巧緻性，介助者の有無，活動度，生活スタイルに応じて，ソケットの懸垂方法や足部などのパーツ選択が必要である．

・ソケット

下腿義足では，PTB 式と呼ばれる膝蓋靱帯や膝窩部，前脛骨筋部などの加圧可能な部位で体重支持を行う．メリハリのあるソケット形状となり，断端の落ち込みを抑え，ソケット内での断端の回旋を抑える特徴がある．しかし，断端末に生じる鬱血などのリスクがあるため注意が必要である．

もう 1 つは，TSB 式と呼ばれ，断端の全表面で体重支持を行う．近年の透析患者や末梢循環障害を有する患者などでは TSB 式が主流である．効率的に全面接触を行う TSB 式では，ゲルやシリコーンを用いたライナー（断端に直接装用する緩衝材）をソケットとのインターフェースとして用いることが多い．これは断端の皮膚にしっかり密着し，荷重時の剪断力や摩擦を防ぐことができる．これらは断端の形状や断端軟部組織の量，ゲルの素材との相性も考慮して選択する．

B．大腿義足（図 6）

大腿切断では，膝関節の機能を有する膝継手が必要となり，義足のコントロールを股関節の機能で行うため，エネルギーを消費する．そのため下腿切断より慎重に適応を判断する必要がある．

歩行訓練を行う上で，非切断側での片脚立位ができるかは重要であり，少なくとも片手支持で立位保持は必要である．また，下腿義足でも同じことは言えるが，歩行獲得以外でも車椅子での座位姿勢の保持や移乗する時に支持脚としても義足は有効である．

・ソケット

大腿義足では，坐骨での体重支持と静水圧支持で体重支持を行う．また，様々なソケット形状が存在し，断端の安定性や体重支持の割合，伝達効率など，ソケットが断端に及ぼす影響は多岐にわたる．

・パーツ選択

大腿義足のパーツ選択において最も難渋するのが膝継手である．膝継手には機械的に膝伸展位で固定できる固定膝，荷重に伴い固定される荷重ブレーキ膝，多節構造により，仮想回転中心を股関節の上後方に設定できるリンク膝，膝屈曲方向に油圧機構を有し，荷重に伴い緩やかに屈曲する膝継手，コンピューター制御によってコントロールを行う膝継手も存在する．

治療用装具と更生用装具の各種保険制度について

治療用装具は，患部の変形矯正や免荷など，医

学的見地から，その治療を目的として処方されるものである．これは治療遂行上必要不可欠なものに限り，例えば，職業上必要とされるものや美容を目的としたものは対象とはならない．また新規切断後の訓練用仮義足も医療保険制度下での給付対象であり，治療用装具と同じく美容目的の装飾用義肢などは対象ではない．

治療用装具や訓練用仮義足使用後，症状固定に至りなおかつ義肢装具の装着が引き続き必要とされる場合は，障害者総合支援法において更生用装具の支給が検討される．

1．医療保険制度

各種医療保険制度を利用した，療養費の「償還払い」制度が用いられる．この場合，装具完成時に患者が一度装具費用を10割支払ったのち，加入している保険者に自己負担額を除く還付申請を行う．代表的なものには，国民健康保険，協会けんぽ，企業等の健康保険組合，後期高齢者医療などがある．

2．社会保障制度(生活保護法)

生活保護を受給されている患者に関しては，装具製作の流れが各種医療保険制度とは異なり，治療用装具が処方される際は，治療用装具給付の認可を受ける必要がある．

① 居住する市区町村役場の福祉事務所から給付要否意見書の取り寄せ
② 医師が給付要否意見書を作成し，患者本人が申請または義肢装具を製作する事業所が回収
③ 義肢装具を製作する事業所が見積書を福祉事務所に提出
④ 福祉事業所から治療材料券の交付後，患部の採型・義肢装具を製作，適合

● 補装具(更生用装具)

更生用装具とは，補装具支給費事務取扱指針の，第1基本的事項1の(1)より「身体障害者，身体障害児及び難病患者等，疾病による障害の程度が，当該障害により継続的に日常生活又は社会生活に相当な制限を受ける程度であり，失われた身体機能を補完または代替し，かつ，長期間にわたり継続して使用される用具である」[1]とされている．

これらの更生用装具は，事前に装具や義足の必要性を，国立障害者リハビリテーションセンターにて研修を修了した義肢装具等適合判定医の判定のもと，支給決定後に製作を開始する．

原則，支給された補装具代金の1割が自己負担となるが，市区町村が設定する所得を超えている場合に関しては，37,200円を上限として自己負担が発生する場合がある(2025年1月現在)．非課税世帯に関しては，自己負担がない場合もある．

装具の修理に関して

● 治療用装具

法制度の中で装具ごとに耐用年数が定められているが，下肢慢性創傷患者の場合，装用期間や使用頻度が高いことから，適宜メンテナンスが必要とされる．消耗した装具は，その役割を果たすことが難しく，装具装着下でのアライメント異常や免荷が不十分な状況を作り出してしまうため，患部に悪影響を及ぼすリスクが高くなる．そのため，耐用年数が経過していない場合でも，装具の消耗が激しい場合は修理を行うことが望ましい．また装具の修理費に関しては，ほとんどの場合自費にて修理を行うが，治療上必要と保険者に認められた場合に関しては償還払いの対象として認められるケースもある．生活保護の場合は，給付要否意見書にて修理申請を行い，治療材料券が交付されれば，修理を行うこともできる．

● 更生用装具

更生用装具の修理の場合は，障害者総合支援法に基づき，修理に関する費用(補装具費)が支給される．製作時同様，事前申請を行い支給の決定通知が届いたのち，装具を修理することが可能である．

1．装具の交換時期について

下肢慢性創傷患者は足部の変形や，小切断によって特異な形状を有することが多く，再発のリスクが高い．そのため，創傷治療期に製作した装具の継続した使用を求められる場合がある．障害者総合支援法において，補装具には耐用年数が定

表 1. 障害者総合支援法によって定められている
補装具の耐用年数

名　称	型　式	耐用年数
短下肢装具	支柱あり	3年
短下肢装具	支柱なし	1.5年
靴型装具		1.5年
足底装具		1.5年
大腿義足	常用	4年
大腿義足	吸着式	5年
大腿義足	作業用	3年
下腿義足		2年
果義足		2年
足根中足義足	鉄板入り	2年
足根中足義足	足袋式	2年

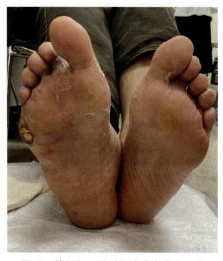

図 7. 前足部に胼胝と潰瘍を有する足

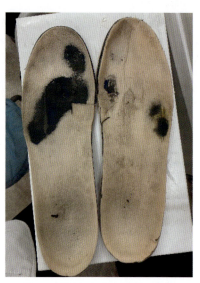

図 8. 消耗した足底装具の様子

められている(表 1). これは, 障害者総合支援法の補装具費支給事務取扱指針の第 2・具体的事項の(7)より, 「通常の装着等状態において, 当該補装具が修理不能な状態になるまでの予想年数」[1]とされている. これを治療用装具に転用した時に, 一度各種医療保険制度を用いて装具や義足を製作した場合, 再製作をする際に一定の期間が経過していないと保険の還付申請ができない期間となる.

2. 装具の再製作・修理を要する状態

・足底装具

下肢慢性創傷に用いる足底装具は, 足底圧の分散と局所圧の低減を目的に, 多層構造を有している. そのため, 図 8 のように装具の消耗が著しい場合では, 適合性を担保するクッション性の機能や必要とされる患部の免荷効果が落ちてしまい, 創傷再発の原因となる(図 7, 8).

・靴型装具

靴型装具の場合は, 靴型装具の滑り止めやアウトソールの消耗(図 9)なども修理が必要となる. 滑り止めやアウトソールの消耗は, 装具自体が傾くことで立位または歩行時のアライメントに変化を及ぼすため, ねじれを伴う代償運動が誘発され足部に負担が生じる.

例えば, 図 9-b のように, 踵の外側が擦れた状

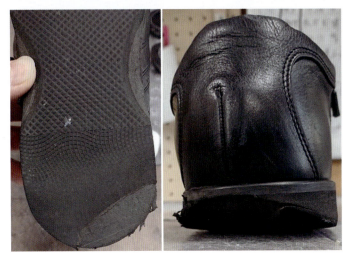

図 9.
アウトソールが消耗した様子

態では，踵骨が内反し前足部での代償がきかず，足全体が外側に流れ第 5 中足骨頭などに高い圧力がかかる．

また，長期使用により，靴型装具自体のゆるみが生じた場合や，足のボリューム変化が生じた場合などは，靴型装具の中で足が動いてしまい，擦れが生じることがあるため，適合面を考慮し装具を再製作することが重要である．

・短下肢装具

短下肢装具は，足関節の固定と足部の固定，装具全体の適合が重要である．

そのため，筋力が落ちて足が細くなった場合や透析で下腿の周径変動が大きい場合は，装具の不適合が生じる．そのため，現場調整や預かり修理で装具内の周径を調整する必要がある．しかし，装具の不具合を調整しても適合面に問題がある場合は，経時的な再変形が疑われるケースもあるので，その場合は医師に相談することが必要となる．

また，足底形状の変化について経過を追い，免荷効果を担保するためにも適宜修理・修正が必要となる．

・義　足

小切断では足根義足を用いることが多い．足関節を有することで，時間を追うことで内反変形が助長されることがあり，義足との不適合を生じることがある．変形が進行する要因として切断部位によるものや活動量の変化が挙げられる．適宜状態を確認することで再発のリスクを低減できる．

また大切断では下腿義足と大腿義足を用いる．これらは静水圧支持を主として体重を支えるため，断端の周径変動によって義足との不適合を生じることがある．周径変動の主な要因としては，退院後の食生活や透析による体重変動，血流障害による断端の萎縮などが挙げられる．

また，現代の大切断に用いる義足の多くは，シリコーンライナーを用いることが多く，ソケットの適合に問題がなくとも，断端とソケットのインターフェースとして，常時外力が生じるシリコーンライナーについては，摩耗が激しい場合があるため，注意が必要である．

まとめ

切断術後の義肢・装具は様々な評価を行い装具の選択・作製を行っている．必要なタイミングで必要な義肢・装具を患者様に提供するためにも，義肢・装具だけではなく，保険制度についての理解も非常に重要である

参考文献

1) 厚生労働省：補装具費支給事務取扱指針について．平成 30 年 3 月 23 日障発 0323 第 31 号，厚生労働省社会・援護局障害保険福祉部長通知
2) 大平吉夫：糖尿病足病変に対するフットウェアの特徴と実際．月刊糖尿病．5(3)：75-80, 2013.

3) 松本琴美, 大平吉夫：フットウェア, 義肢装具. フットケアと足病変治療のガイドブック 第3版. 日本フットケア学会編. 227-231, 239-242, 医学書院, 2017.
   Summary 足病変治療やフットケアの内容が幅広く掲載されている文献.
4) 陳　隆明, 大平吉夫：切断患者のリハビリテーション, 医療用フットウェア. 下肢救済のための創傷治療とケア. 大浦紀彦編, 268-275, 297-300, 照林社, 2011.
5) 澤村誠志：切断. 切断と義肢 第2版. 74-77, 358-414, 医歯薬出版, 2016.
6) 大平吉夫：疾患に応じた治療用インソール. 日常診療でよく出会う足病変の診かた. 桑原　靖編著, 277-294, 中外医学社, 2017.
7) 日本フットケア・足病医学会：重症化予防のための足病診療ガイドライン. 南江堂, 2022.
8) Schaper, N.C., et al；IWGF Editorial Board：IWGDF Guidelines on the prevention and management of diabetes-related foot disease (IWGDF 2023 update). Diabetes Metab Res Rev. 40(3)：e3657, 2024.
   Summary 米国における免荷装具のフローなどが提示されている.
9) 名和大輔, 大竹剛靖：フットウェア. WOC Nursing. 8(2)：86-90, 2020.
10) 公益財団法人テクノエイド協会：補装具費

PEPARS バックナンバー一覧

2020 年
- No. 159 外科系医師必読！形成外科基本手技 30 【増大号】
  ―外科系医師と専門医を目指す形成外科医師のために―
  編集／上田晃一

2021 年
- No. 171 眼瞼の手術アトラス―手術の流れが見える― 【増大号】
  編集／小室裕造

2022 年
- No. 183 乳房再建マニュアル 【増大号】
  ―根治性，整容性，安全性に必要な治療戦略―
  編集／佐武利彦
- No. 184 局所皮弁デザイン―達人の思慮の技―
  編集／楠本健司
- No. 185 <美容外科道場シリーズ>
  要望別にみる鼻の美容外科の手術戦略
  編集／中北信昭
- No. 186 口唇口蓋裂治療
  ―長期的経過を見据えた初回手術とプランニング―
  編集／彦坂 信
- No. 187 皮膚科ラーニング！STEP UP 形成外科診療
  編集／土佐眞美子・安齋眞一
- No. 188 患者に寄り添うリンパ浮腫診療―診断と治療―
  編集／前川二郎
- No. 189 <美容外科道場シリーズ>埋没式重瞼術
  編集／百澤 明
- No. 190 こんなマニュアルが欲しかった！
  形成外科基本マニュアル［1］
  編集／上田晃一
- No. 191 こんなマニュアルが欲しかった！
  形成外科基本マニュアル［2］
  編集／上田晃一
- No. 192 <1人医長マニュアルシリーズ>
  手外傷への対応
  編集／石河利広

2023 年
- No. 193 形成外科手術 麻酔マニュアル
  編集／西本 聡
- No. 194 あざの診断と長期的治療戦略
  編集／河野太郎
- No. 195 顔面の美容外科 Basic & Advance 【増大号】
  編集／朝日林太郎
- No. 196 顔の外傷 治療マニュアル
  編集／諸富公昭
- No. 197 NPWT（陰圧閉鎖療法）の疾患別治療戦略
  編集／田中里佳
- No. 198 実践 脂肪注入術―疾患治療から美容まで―
  編集／水野博司
- No. 199 HIFU と超音波治療マニュアル
  編集／石川浩一
- No. 200 足を診る 【臨時増大号】
  ―糖尿病足病変，重症下肢虚血からフットケアまで―
  編集／古川雅英
- No. 201 皮弁・筋皮弁による乳房再建：適応と手術のコツ
  編集／武石明精
- No. 202 切断指 ZONE 別対応マニュアル！
  編集／荒田 順
- No. 203 知っておくべき穿通技皮弁 10
  編集／中川雅裕
- No. 204 多血小板血漿（PRP）の上手な使い方
  編集／覚道奈津子

2024 年
- No. 205 植皮のすべて，教えます
  編集／櫻井裕之
- No. 206 形成外科的くすりの上手な使い方
  編集／秋山 豪
- No. 207 皮弁挙上に役立つ解剖 【増大号】
  編集／梅澤裕己
- No. 208 得意を伸ばす手外科
  編集／鳥谷部荘八
- No. 209 スレッドリフトを極める 【特大号】
  編集／鈴木芳郎
- No. 210 今すぐ始めるリンパ浮腫
  編集／塗 隆志
- No. 211 まずこの1冊！新しい創傷治療材療を使いこなす
  編集／小川 令
- No. 212 乳房の美容手術 私の治療戦略
  編集／淺野裕子
- No. 213 下眼瞼の美容外科
  編集／野本俊一
- No. 214 顔面神経麻痺 診断と治療
  ―初期対応から後遺症治療まで―
  編集／林 礼人
- No. 215 みんなに役立つ
  形成外科手術シミュレーション！
  編集／三川信之
- No. 216 にきび 知る・診る・治す
  編集／山脇聖子

2025 年
- No. 217 良性腫瘍マスターガイド
  ―このホクロ大丈夫？―
  編集／桑原大彰

各号定価：3,300 円（本体 3,000 円＋税）．
増大号の価格は以下の通りです．
No. 159, 171, 183, 207：定価 5,720 円（本体 5,200 円＋税）
No. 195：定価 6,600 円（本体 6,000 円＋税）
No. 200：定価 5,500 円（本体 5,000 円＋税）
No. 209：定価 4,400 円（本体 4,000 円＋税）
在庫僅少品もございます．品切の場合はご容赦ください．
(2025 年 1 月現在)

掲載されていないバックナンバーにつきましては，弊社ホームページ（www.zenniti.com）をご覧下さい．

2025 年 年間購読 受付中！
年間購読料 42,020 円（消費税込）（送料弊社負担）
（通常号 11 冊＋増大号 1 冊：合計 12 冊）

全日本病院出版会　検索　click

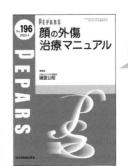

表紙をリニューアルしました！

次号予告

Basic Surgical Techniques を極める！
切開とアプローチ，創閉鎖と縫合・吻合

No.219（2025年3月増大号）

編集／名古屋大学 教授　　　橋川　和信

切開とアプローチ

切開の基本	安倍　吉郎ほか
剝離・止血の基本	三橋　伸行ほか
頭部の切開とアプローチ	坂本　好昭
眼瞼の切開とアプローチ	松浦　直樹ほか
鼻の切開とアプローチ	森山　壮ほか
頭蓋底から中顔面へのアプローチ法 ―Dismasking approach, Midface degloving approach―	塗　隆志ほか
口腔内の切開とアプローチ	山下　昌信
頸部の切開とアプローチ	東野　琢也
胸部・乳房の切開とアプローチ	瀧　京奈ほか
手の切開とアプローチ	小野　真平
皮膚・皮下腫瘍切除における切開とアプローチ	野村　正ほか

創閉鎖と縫合・吻合

創閉鎖の基本	中川　雅裕
糸結びの基本	馬渡　太郎
皮下縫合，皮膚縫合	山本　直人
新しい縫合材料―棘付き縫合糸―	冨田　興一
粘膜縫合を極める！	門田　英輝
遊離皮弁を用いた頭頸部再建における血管吻合の注意点	八木俊路朗
神経縫合	楠原　廣久
リンパ管静脈吻合術のコツ	原　尚子ほか
腱縫合	青木　浩平ほか
ロボット支援手術における縫合・吻合	樫村　勉

掲載広告一覧

ケイセイ	表4

編集顧問：栗原邦弘　百束比古　光嶋　勲
編集主幹：上田晃一　大阪医科薬科大学教授
　　　　　大慈弥裕之　福岡大学名誉教授
　　　　　　　　　　NPO法人自由が丘アカデミー代表理事
　　　　　小川　令　日本医科大学教授

No.218　編集企画：
　黒川正人　熊本赤十字病院　部長

PEPARS No.218
2025年2月15日発行（毎月1回15日発行）
定価は表紙に表示してあります．
Printed in Japan

発行者　末定広光
発行所　株式会社 全日本病院出版会
〒113-0033　東京都文京区本郷3丁目16番4号
電話（03）5689-5989　Fax（03）5689-8030
郵便振替口座 00160-9-58753

印刷・製本　三報社印刷株式会社　電話（03）3637-0005
広告取扱店　株式会社文京メディカル　電話（03）3817-8036

© ZEN・NIHONBYOIN・SHUPPANKAI, 2025

- 本誌に掲載する著作物の複製権・翻訳権・上映権・譲渡権・公衆送信権（送信可能化権を含む）は株式会社全日本病院出版会が保有します．
- JCOPY ＜（社）出版者著作権管理機構　委託出版物＞
本誌の無断複写は著作権法上での例外を除き禁じられています．複写される場合は，そのつど事前に，（社）出版者著作権管理機構（電話 03-5244-5088, FAX 03-5244-5089, e-mail: info@jcopy.or.jp）の許諾を得てください．
- 本誌をスキャン，デジタルデータ化することは複製に当たり，著作権法上の例外を除き違法です．代行業者等の第三者に依頼して同行為をすることも認められておりません．